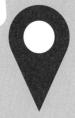

60歳の現在地

渡辺正樹　渡辺クリニック院長、神経内科医、医学博士

20年後の認知症はもう始まっている

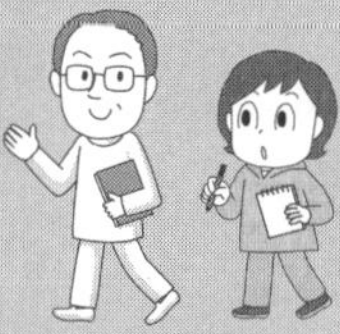

イマジカインフォス

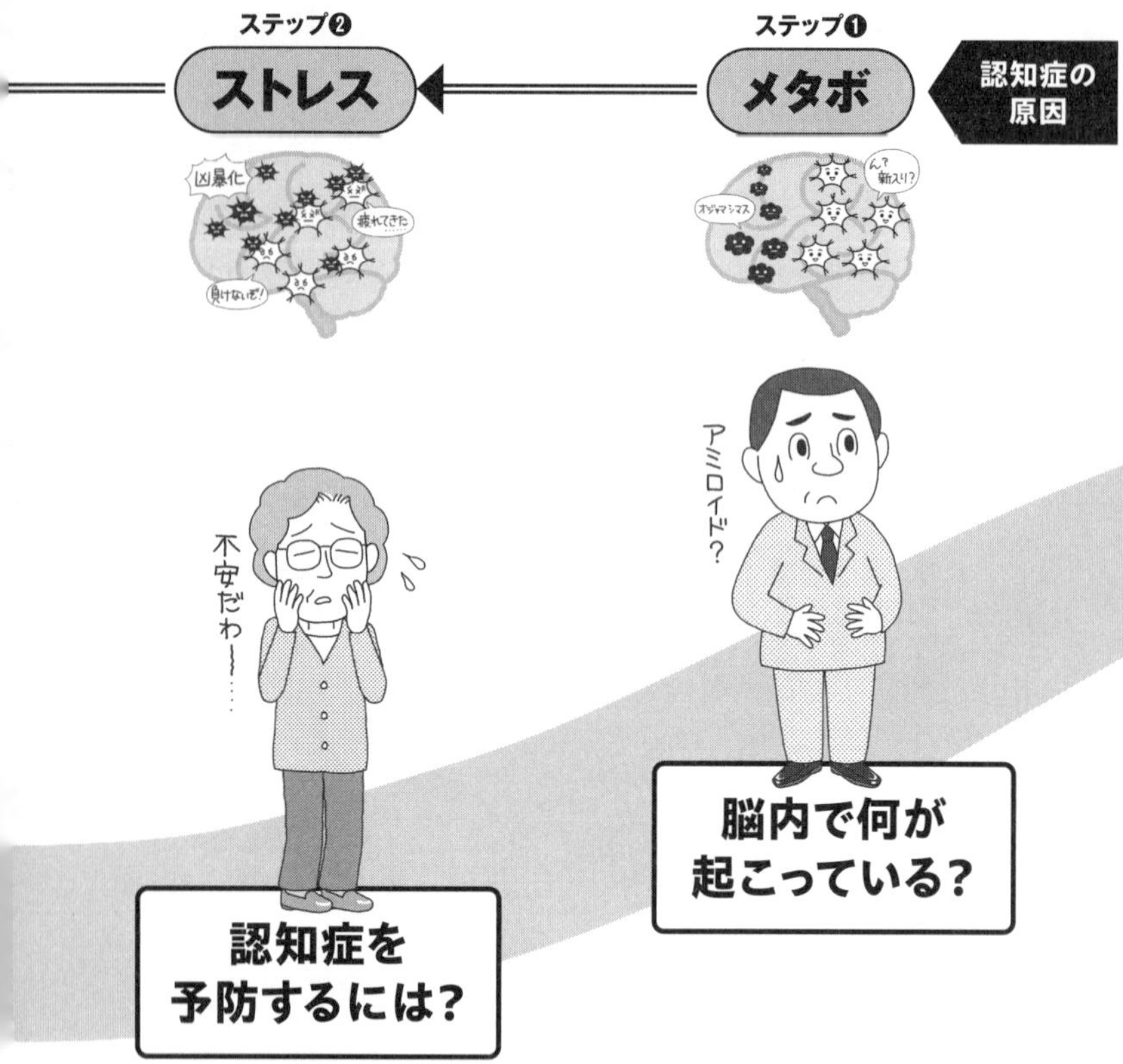

図解

認知症は「20年前」に始まる！

認知症と診断された日から、特別な人生が始まるわけではありません。私たちは誰でも、中年期からすでに「認知症への道」を歩み始めています。

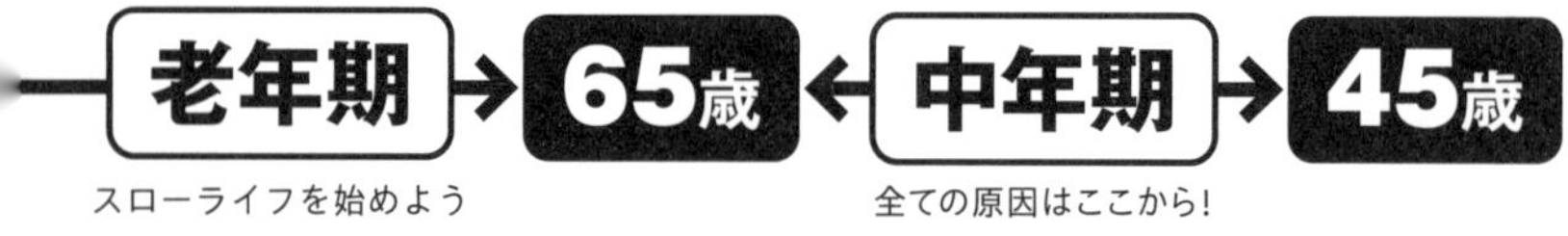

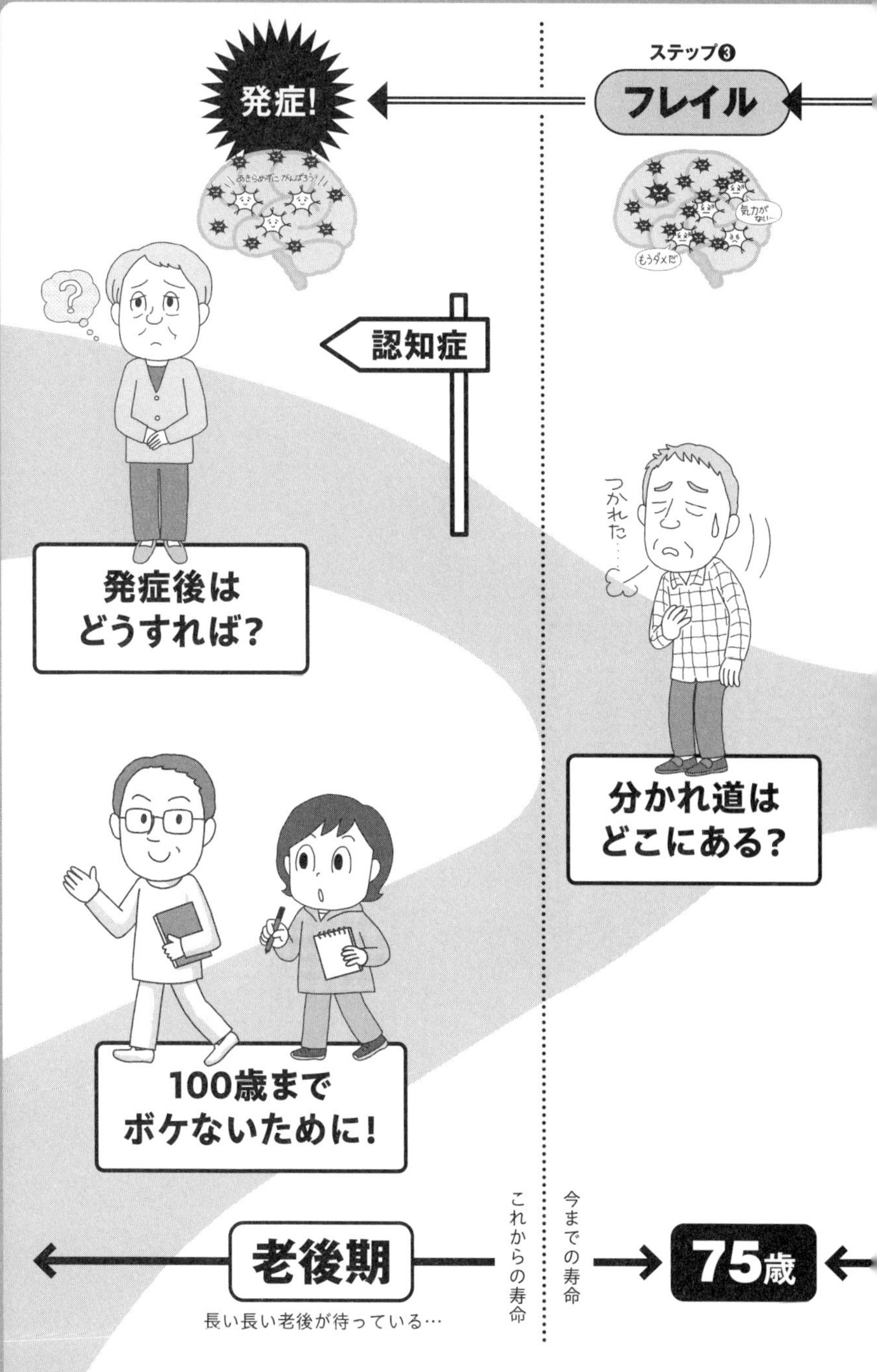
ステップ❸
フレイル
発症!
あきらめずに がんばろう!
気力が ない…
もうダメだ
認知症
発症後は
どうすれば?
つかれた…
分かれ道は
どこにある?
100歳まで
ボケないために!
老後期
長い長い老後が待っている…
これからの寿命
今までの寿命
75歳

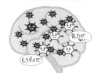

はじめに

「人生100年時代」という言葉はすっかりおなじみになりました。日本人の平均寿命は男女ともに80歳台を超え、さらに伸びることが予想されます。

世界屈指の長寿国家となった日本は、世界屈指の認知症大国となりつつあります。人口当たりの認知症患者数は、先進国で最多！　OECD諸国の平均値が1000人あたり14・8人なのに対して、日本は23・3人と大きく上回っています。

長く生きるということは、それだけ認知症が身近になるということです。ひと昔前までは、認知症の心配をする必要はそれほどありませんでした。なぜなら、ほとんどの人は認知症になる前に天に召されていたからです。いちばん怖いのは動脈硬化による脳血管疾患や心疾患、ガンなど、いわゆる三大疾病といわれる病気で、認知症に到達する前にこれらの病気で命を奪われる人が多かったのです。

しかし、医療が発達し、寿命が伸び続ける現代では、誰もが認知症まで到達できるという前提に立たなければなりません。


私は、長年、動脈硬化や自律神経失調症を専門として診療にあたってきました。動脈硬化は、メタボリック・シンドロームが引き起こす生活習慣病です。しかし、メタボにならないようにダイエットをすればいいのかというと、そう単純ではありません。年代によって、気をつけるべき生活習慣は変わっていきます。

メタボが進行しやすく、動脈硬化のリスクが高まる中年期、血管が硬く、もろくなって脳血管疾患が起こりやすくなる老年期を経て、老後期に入ると動脈硬化はピタッと進行が止まるのです。そして、今度は栄養不足による衰弱のほうが問題になってきます。

この経過は、そっくりそのまま認知症の発症までの道のりとも重なります。認知症もまた、動脈硬化と同じくメタボをスタート地点とした生活習慣病なのです。しかし、「年をとれば認知症になるのも自然なこと」と予防など気にもかけない人、「ボケるくらいなら死んだ方がマシ」と認知症への偏見を持つ人も多く見かけます。

これだけ身近な病気となっていながら、まだまだ認知症を正しく理解している人は少ないようです。


認知症には多くの種類がありますが、代表的なのはアルツハイマー型認知症、レビー小体型認知症、血管性認知症、前頭側頭型認知症の４つ。特に認知症全体の約７割を占めるのが、アルツハイマー型認知症です。

アルツハイマー病の原因として、今、最も有力視されているのは、アミロイドβという異常タンパク質です。脳内にアミロイドβが蓄積すると「老人斑」というシミを生じ、脳が萎縮して記憶障害などが起こると考えられています。

残念ながら、まだアルツハイマー病には根本的な治療法はありません。しかし、敵の目星はついています。だとすれば、敵をたたいて、戦いを優位に進めることはできるはずです。

認知症を予防し、できるだけ発症を遅らせ、また発症後の進行をゆるやかにするためにとるべき戦略をまとめたのが、この本でご紹介する「渡辺式認知症ケアシステム」です。認知症との戦いは、実は発症の20年も前から始まっています。遠い先のこととたかをくくらず、今からできることを始めましょう。ほんの少し意識するだけで、未来は大きく変わります。

第1章 「20年前」に、何が起きているのか？

第7章
今日から始めるボケない運動 135

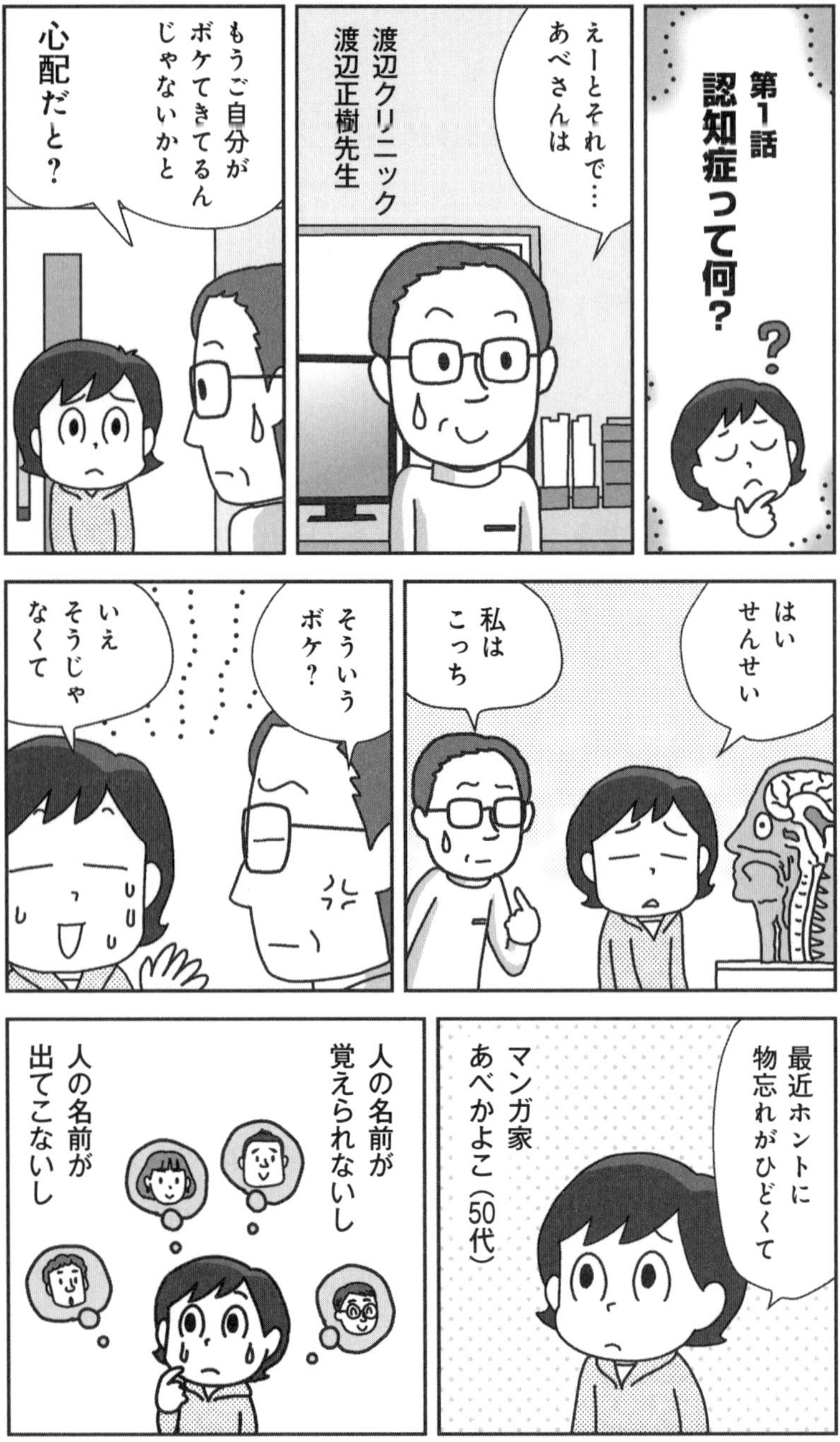
第1話
認知症って何？
えーとそれで…あべさんは
渡辺クリニック 渡辺正樹先生
もうご自分がボケてきてるんじゃないかと
心配だと？
はい せんせい
私は こっち
そういうボケ？
いえ そうじゃ なくて
最近ホントに物忘れがひどくて
マンガ家 あべかよこ（50代）
人の名前が覚えられないし
人の名前が出てこないし

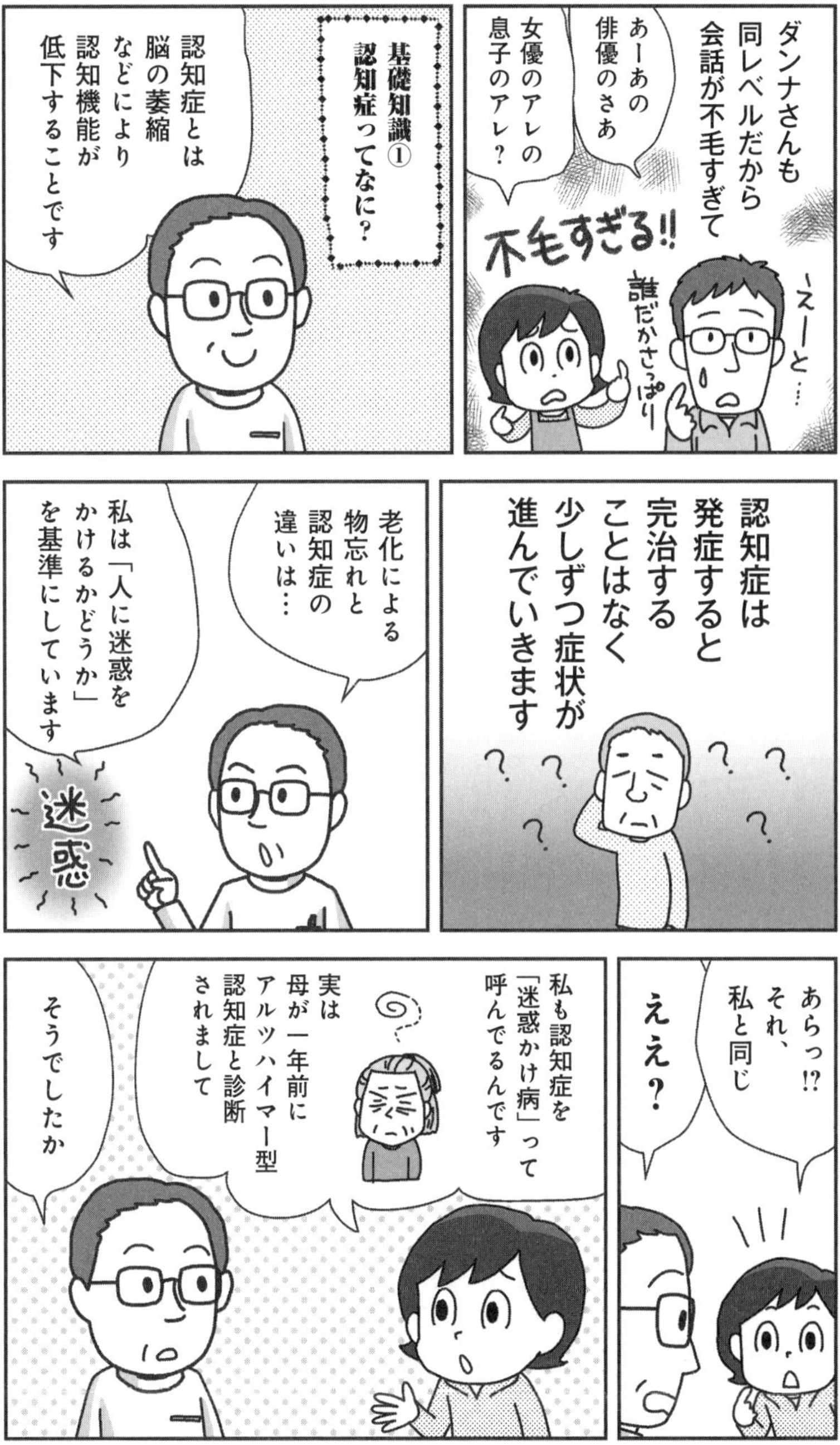

ダンナさんも同レベルだから会話が不毛すぎて
あーあの俳優のさぁ
女優のアレの息子のアレ？
不毛すぎる!!
えーと…
誰だかさっぱり
基礎知識①認知症ってなに？
認知症とは脳の萎縮などにより認知機能が低下することです
認知症は発症すると完治することはなく少しずつ症状が進んでいきます
老化による物忘れと認知症の違いは…
私は「人に迷惑をかけるかどうか」を基準にしています
迷惑
あらっ!?それ、私と同じ
ええ？
私も認知症を「迷惑かけ病」って呼んでるんです
実は母が一年前にアルツハイマー型認知症と診断されまして
そうでしたか

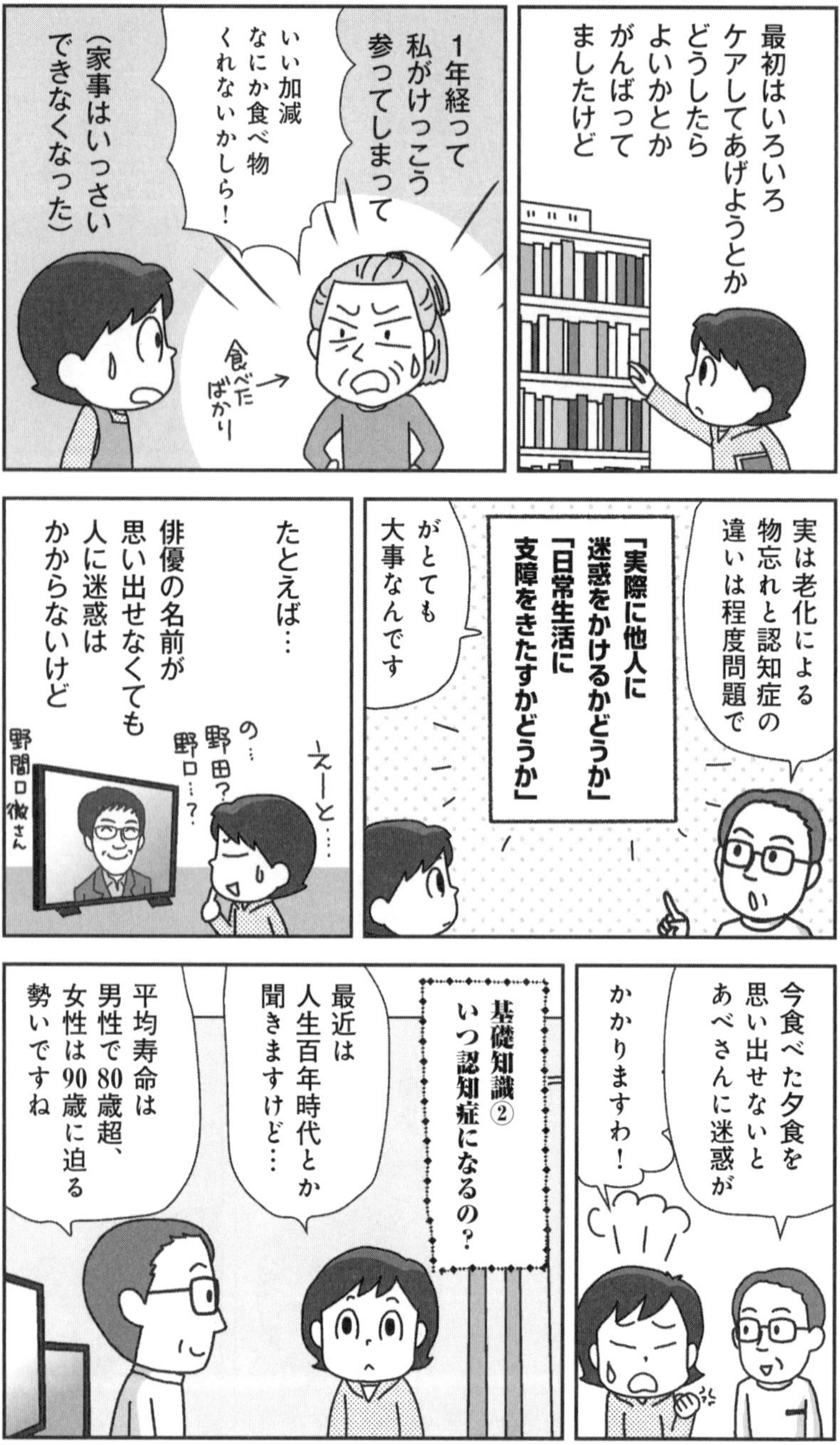
最初はいろいろケアしてあげようとかどうしたらよいかとかがんばってましたけど
1年経って私がけっこう参ってしまって
いい加減なにか食べ物くれないかしら！
食べたばかり
（家事はいっさいできなくなった）
実は老化による物忘れと認知症の違いは程度問題で
「実際に他人に迷惑をかけるかどうか」「日常生活に支障をきたすかどうか」
がとても大事なんです
たとえば…
俳優の名前が思い出せなくても人に迷惑はかからないけど
えーと……
野田？野口…？の…
野間口徹さん
今食べた夕食を思い出せないとあべさんに迷惑が
かかりますわ！
基礎知識②いつ認知症になるの？
最近は人生百年時代とか聞きますけど…
平均寿命は男性で80歳超、女性は90歳に迫る勢いですね

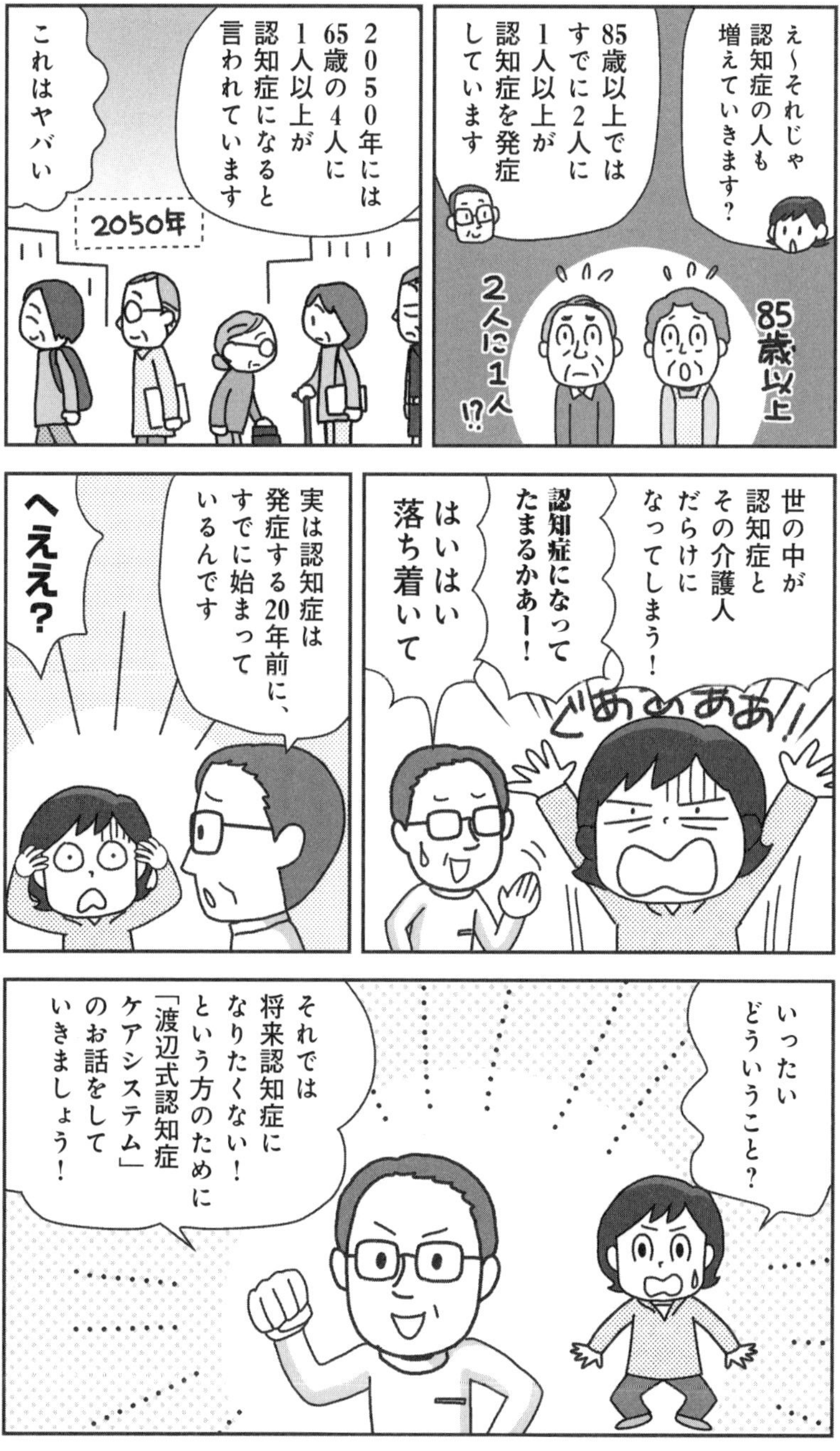

え〜それじゃ認知症の人も増えていきます？
85歳以上ではすでに2人に1人以上が認知症を発症しています
85歳以上
2人に1人!?
2050年には65歳の4人に1人以上が認知症になると言われています
2050年
これはヤバい
世の中が認知症とその介護人だらけになってしまう！
認知症になってたまるかあー！
ぐああああ！
はいはい落ち着いて
実は認知症は発症する20年前に、すでに始まっているんです
へえぇ？
いったいどういうこと？
それでは将来認知症になりたくない！という方のために「渡辺式認知症ケアシステム」のお話をしていきましょう！

Now!

数字で見る認知症の現在と未来

昨年のＷＨＯ（世界保健機関）の発表によると、毎年１０００万人近くが新たに認知症を発症しているといいます。世界では、**３秒に１人のペースで認知症患者が生まれている**計算です。

日本でも、**85歳以上ではすでに55％以上の人が認知症にかかっている**、という研究報告があります。また、内閣府作成の資料では、65歳以上の認知症の人の数は２０２０年の時点で約６００万人。さらに、25年には約７００万人、30年には８００万人前後にまで増加すると考えられています。超高齢化社会を迎える日本において、認知症は誰にとっても身近な病気である、と言えるでしょう。

年齢別の認知症有病率（2012 年時点）

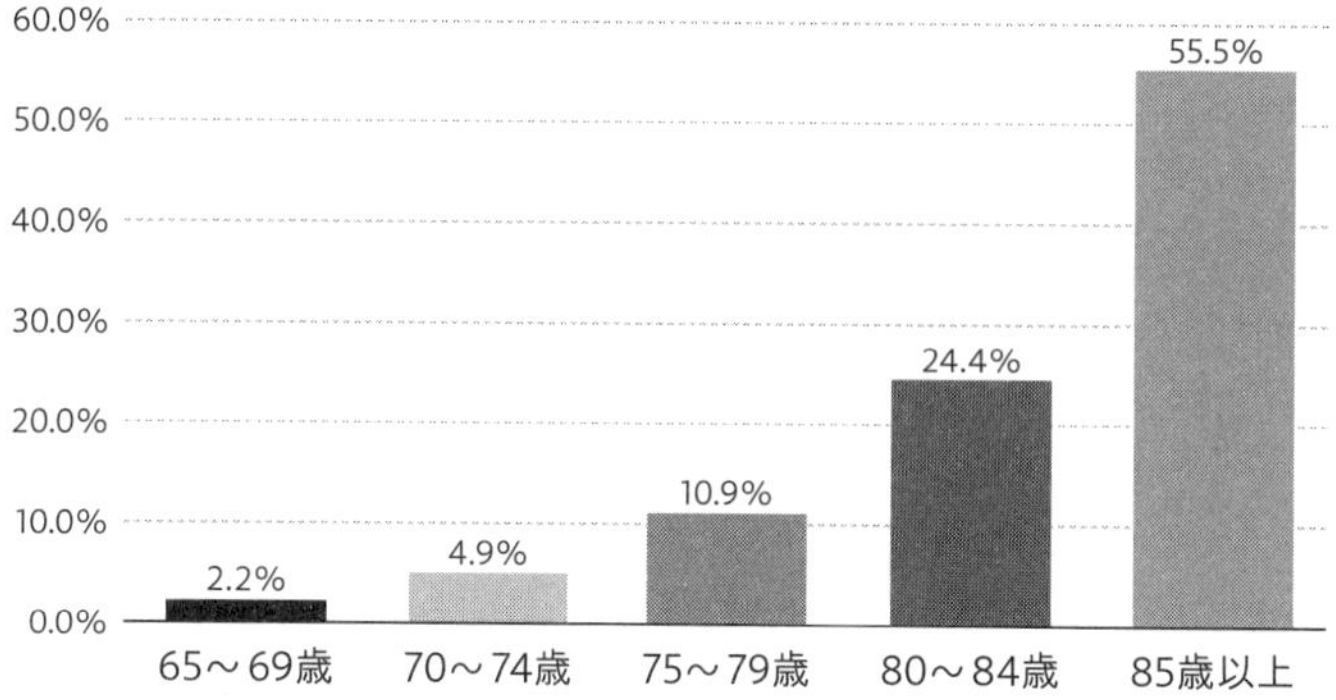

出典：二宮利治『日本における認知症の高齢者人口の将来推計に関する研究』（九州大学大学院医学研究院、2015 年）をもとに作成

65 歳以上の認知症患者の将来推計

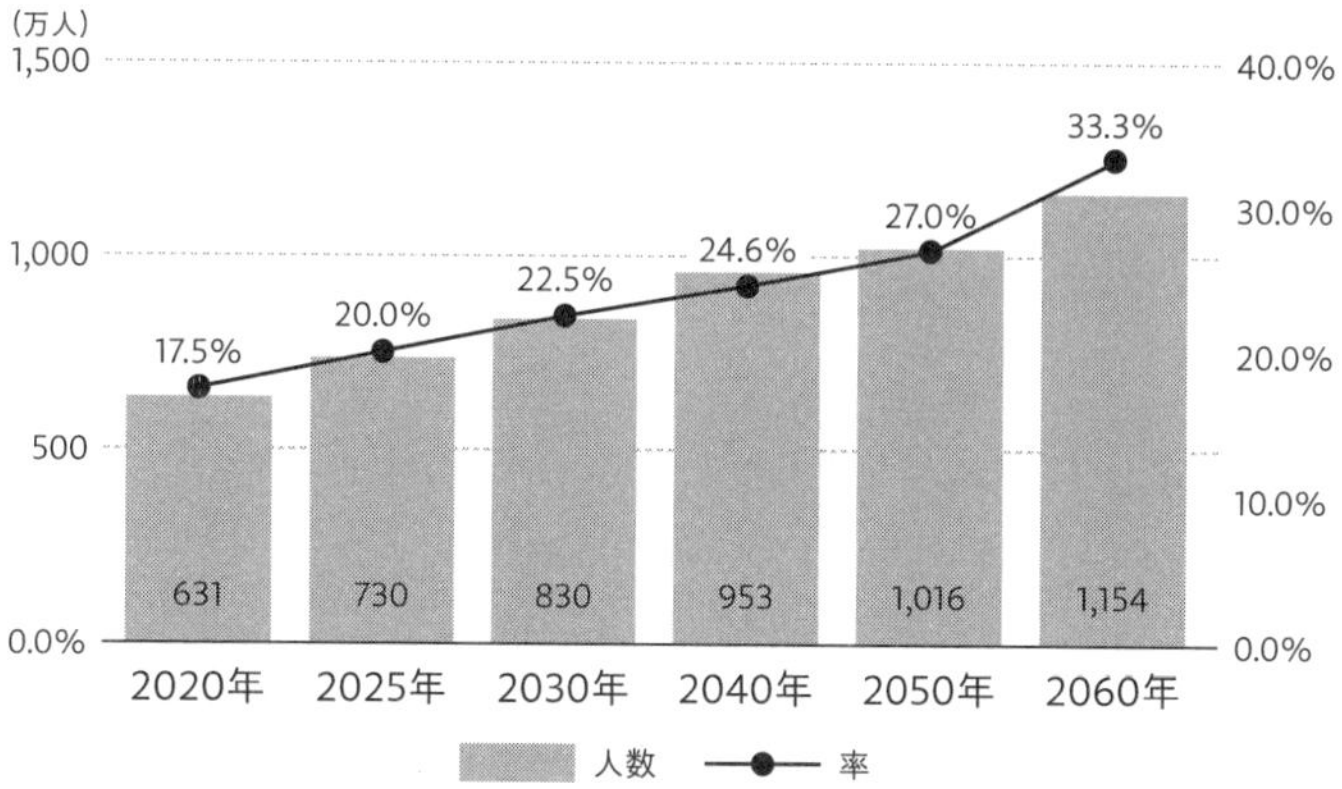

出典：『平成 29 年版高齢社会白書』（内閣府、2017 年）をもとに作成
※各年齢層の認知症有病率が、2012 年以降も糖尿病有病率の増加により上昇すると仮定した場合

認知症で日本沈没⁉

生命保険文化センターの調査によると、認知症の介護にかかる費用の平均は、公的保険料を含まない**自己負担額だけでも、1カ月平均で8万3000円**。認知症はゆっくり進行する病気ですから、発症から亡くなるまで、10年以上、認知症と付き合うことになる可能性もあります。症状が重くなれば、介護費の負担はさらに増えます。

また、慶應義塾大学の研究によれば、日本全体での**認知症の社会的費用は約14兆5000億円**に上り、これは2060年には24兆円を超えると推計されています。

社会的費用とは、公的保険料を含む、医療費、介護費などの直接的な費用だけでなく、家族による無償の介護（インフォーマルケア）を金額換算した額、また介護に時間を割くことによる経済損失など、目に見えにくい費用までを含めた社会全体のコストのことです。

社会的コストの金額の内訳としては、医療費は年間１兆９１１４億円、介護費は年間６兆４４４１億円、インフォーマルケアコストが年間６兆１５８４億円。認知症の要介護者１人あたりの平均インフォーマルケア時間は、週に約25時間で、年間インフォーマルケアコストは約３８２万円と算出されています。認知症を発症すると、そのケアにはとてもお金がかかるのです。

アメリカやイギリスをはじめとす

認知症の社会的コストの将来推計

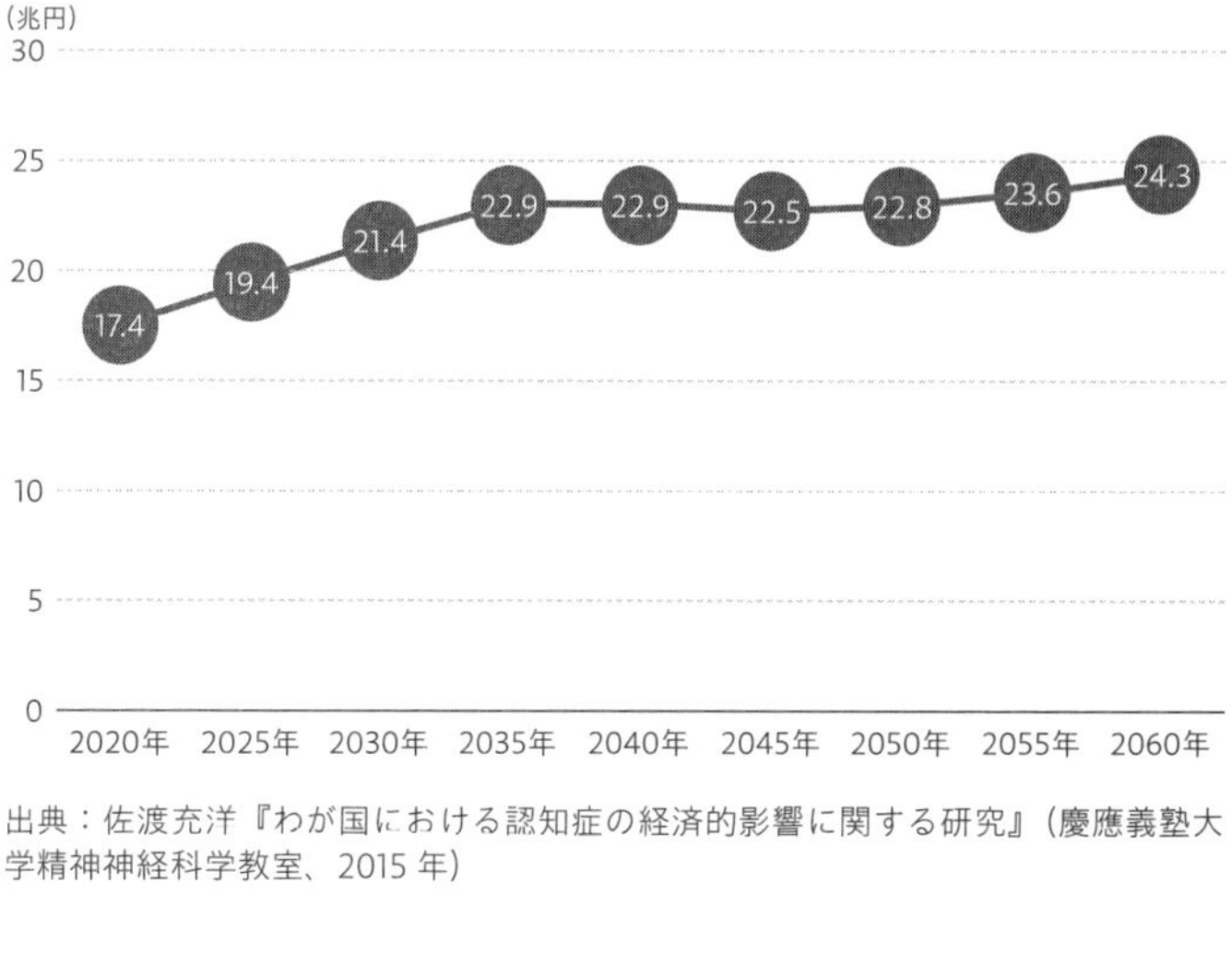

出典：佐渡充洋『わが国における認知症の経済的影響に関する研究』(慶應義塾大学精神神経科学教室、2015年)

‖ 認知症の治療・介護にかかる費用の内訳

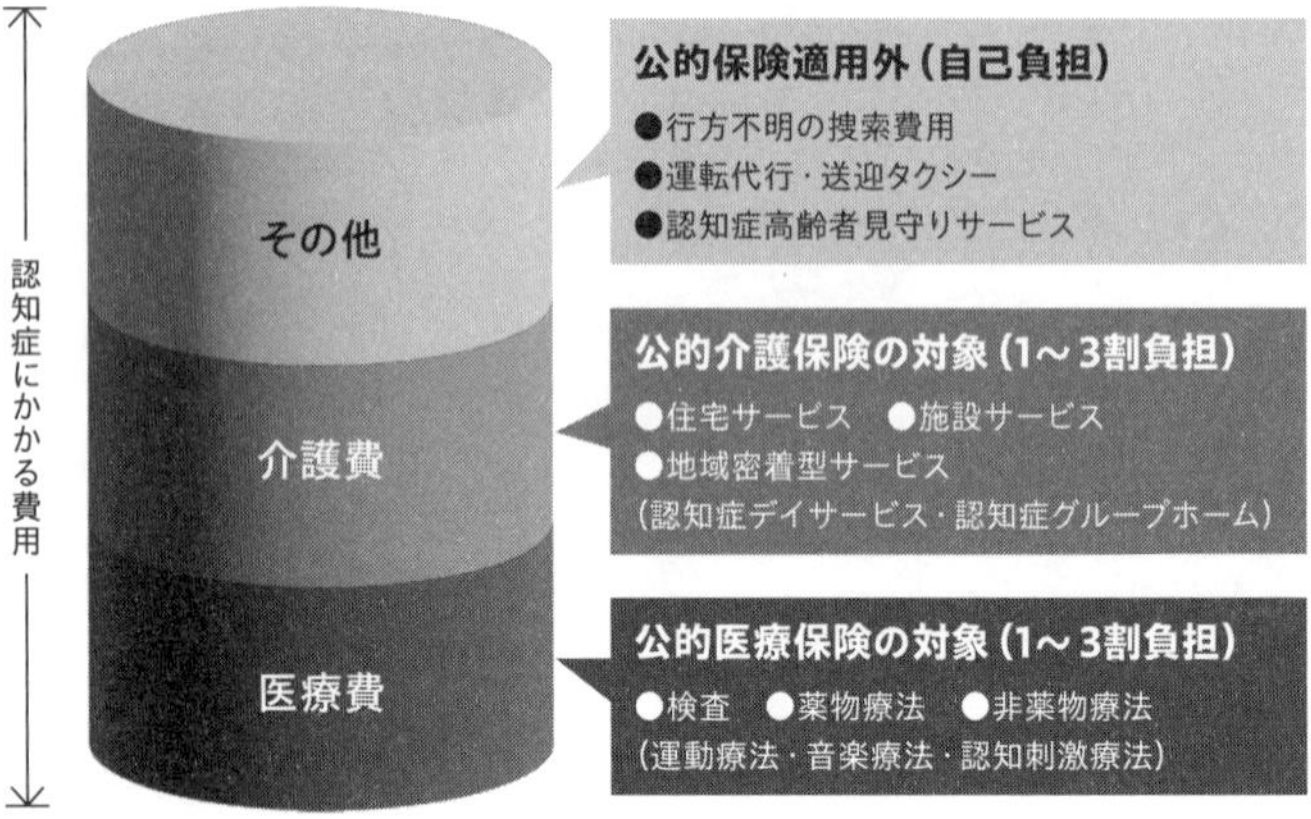

提供：黒田尚子 FP オフィス

る多くの先進国では、認知症を国家的に取り組む課題と位置づけ、対策を進めています。

世界屈指の少子高齢化問題に直面している日本では、医療保険や介護保険を含む社会保障費の増大はすでに大きな課題です。現在、推測されているペースで認知症患者が増え続ければ、公的医療費も膨らむ一方で、深刻な負債を子どもや孫の世代に押し付けることになるかもしれません。認知症の増加は、日本の未来を左右する大問題なのです。

長生きすれば、誰でも認知症にな

る可能性はあります。だからこそ、超高齢化社会に生きる私たち一人ひとりが当事者意識をもって、予防に取り組むことが大切です。現在、我が国に600万人以上いると言われている認知症患者のうち、たとえば半分の300万人が1年発症を遅らせていたとすれば、**医療費と介護費だけでも4兆円以上の節約**につながったわけです。

認知症の予防につとめることは、健康寿命を伸ばすことにつながるのはもちろん、家族の介護負担を減らし、国家の経済負担を減らし、そして**将来の日本を支える次世代の負担を減らす**ことにもつながります。

【参考文献】
ファクトシート「認知症」（公益社団法人日本WHO協会、2022年）
二宮利治『日本における認知症の高齢者人口の将来推計に関する研究』（九州大学大学院医学研究院、2015年）
『平成29年版高齢社会白書』（内閣府、2017年）
『2021（令和3）年度生命保険に関する全国実態調査』（公益財団法人生命保険文化センター、2021年）
佐渡充洋『わが国における認知症の経済的影響に関する研究』（慶應義塾大学精神神経科学教室、2015年）

	正常値	メタボ	ストレス	フレイル
		●		●
		●		●
		●		●
	男～84cm・女～89cm	●		
	～149mg/dL	●		
	40mg/dL～	●		
	6.5～8.0g/dl		●	●
	～129mmHg	●		
	～84mmHg	●		
	～109mg/dl	●		
		●		
			●	
			●	
		●		●
	2.25km～／1時間			●
	50～70回／1分		●	
	男26kg～・女18kg～			●
	10秒～			●
	3回～／週		●	●

自分の現在地を知るための生活習慣チェック

記入日：　　　年　　　月　　　日

年齢		歳
体重		kg
体重（1 年前）		kg
体重（5 年前）		kg
ウエストサイズ		cm
中性脂肪値		mg/dL
HDL コレステロール値		mg/dL
総タンパク（血中タンパク質・TP）		g/dl
最高血圧		mmHg
最低血圧		mmHg
空腹時血糖値		mg/dl
夕食時間		時頃
起床時間		時頃
就寝時間		時頃
歩数		歩／1 日
歩行速度		km ／1 時間
脈拍数		回／1 分
握力		kg
片足立ち秒数		秒
外出回数		回／週

➔ 各章の「セルフチェック」回答時に参照。

認知症はもう始まっている⁉

23ページのチェック項目は、どれもアルツハイマー病を予防し、発症を遅らせるためにポイントとなる視点です。これから詳しく述べていきますが、アルツハイマー病が始まる前のマイルストーンが、メタボ・ストレス・フレイルです。

「体重」「ウエストサイズ」「中性脂肪値」「HDLコレステロール値」は、内臓脂肪が蓄積していないかを推測するのに有用です。この項目が正常値から外れている場合は、メタボリック・シンドロームの可能性があります。

「総タンパク」は、栄養状態を見るのに役立ちます。老後は、食が細くなり、必要な栄養がとれなくなる「フレイル」が起きやすくなります。総タンパクが6・5を切っていたら要注意です。

「血圧」と「空腹時血糖値」からは、動脈硬化のリスクを推測することができます。動脈硬化とアルツハイマー病は、まったく違う病気に見えて、その原因は非常に近しいもの。高血圧や高血糖は、将来のアルツハイマー病のリスクを高めます。

食事の時間や起床・就寝の時間は、生活スタイルを見るためのものです。

不規則な生活リズムや夜型生活は、自律神経のバランスを乱し、脳の神経ホルモンの分泌にも影響を及ぼします。

「歩数」「歩行速度」「脈拍数」「握力」「片足立ち秒数」と「外出回数」は、日々の運動強度や筋肉量をチェックするためのものです。

特に歩数と歩行速度は、健康を維持していくための大事なポイント。万歩計のほか、最近ではスマートフォンでの計測が非常に便利です。たとえばｉＰｈｏｎｅでは、もともと入っている「ヘルスケア」というアプリのなかで、自動的に歩行に関するデータを計測しています。日・週・月・年単位での平均歩数や歩行速度、歩行の安定性まで知ることができます。

健康診断を受けていないとわからない項目も含まれます。記入できない欄があった人は、早めに健康診断を受け、今の体の状態を把握しましょう。「自分の現在地」を正しく知ることが、認知症予防の第一歩です。

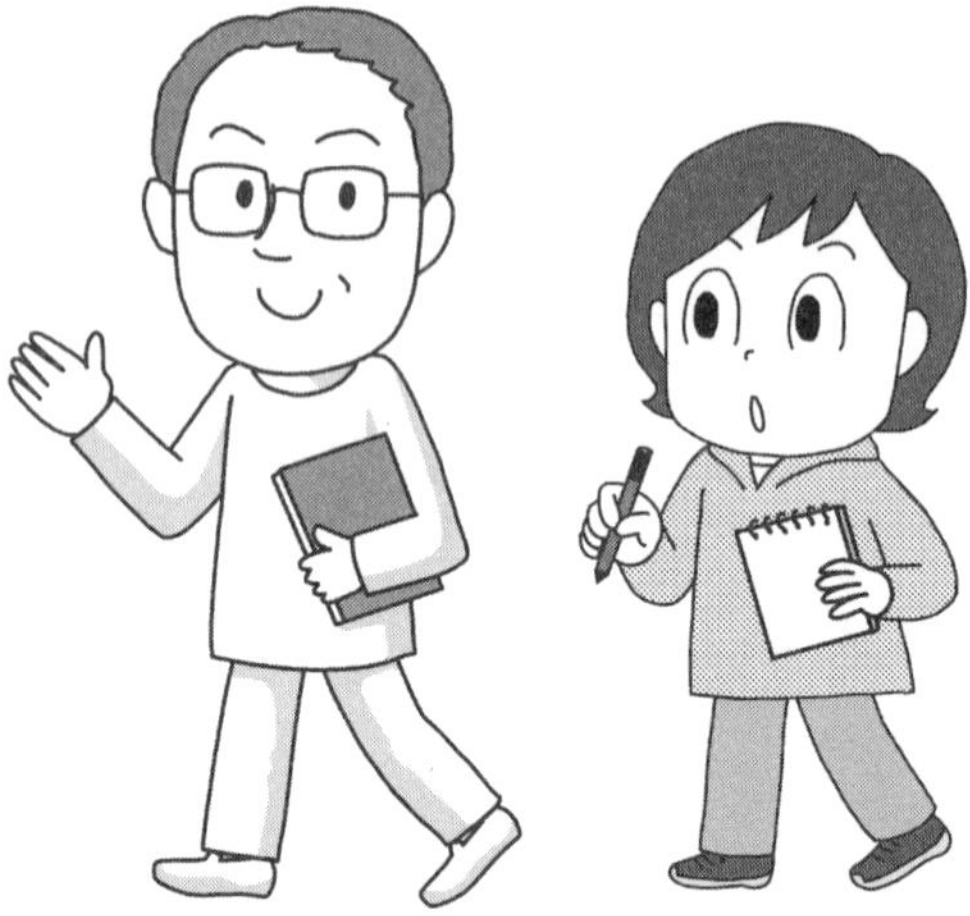

第1章

「20年前」に、何が起きているのか?

Now!

アルツハイマー病は3段階で発症する

自分や家族は、最期まで自分らしく天寿をまっとうできるのか？

それとも年とともにボケが進行して、大切な人のことすらわからなくなる未来が待っているのか？

もちろん先のことは誰にもわかりません。

「ボケるくらいなら、長生きはそこそこにぽっくり逝くのが理想かな」

「万が一ボケちゃったときのために、介護費用だけは準備しておかないとね」

こんな話題に「年をとったね」と苦笑いしながらも、認知症という三文字にはどこか現実感が伴わない。これが多くの人の本音ではないでしょうか。ボケるか否かは一か八かのコイントスのように、自分ではどうにもできない運に任されたもの、とイメージしている人も多いかもしれません。

でも、これは大きな誤解。

実は、**認知症のなかでも約7割を占めるアルツハイマー病は、生活習慣病**です。同じく、レビー小体型認知症や血管性認知症も、生活習慣病の要素が強いと言えます。食生活の乱れや睡眠不足、喫煙習慣、過度な飲酒などが、糖尿病や高血圧、脳卒中や心臓病、一部のがんなどを引き起こすことはよく知られています。

同じように、認知症の発症にも長年の生活習慣が大きく関わっていることがわかっています。**生活習慣を見直すことで、認知症を遠ざけることが可能になるのです。**

生活習慣の影響が脳内に現れ始めるのは、発症の20年も前。アルツハイマー病の発症は概ね75歳以降ですから、**50代後半からすでに脳には小さな異変が起こっているかもしれない**、ということです。勝負は20年前から始まっているのです。

さらには、アルツハイマー病をはじめとする認知症は、発症後も一気に症状が進むわけではありません。約10~20年もの時間をかけてゆっくり進行していきます。

認知症は生活習慣病である、という前提に立てば、導き出される答えはひとつ。

そう、認知症は予防できるのです。

また、もし認知症が発症したとしても、その進行を遅らせるためにできること
もたくさんあります。

発症までに20年、発症してからも20年、**私たちには認知症に対抗する時間が与えられている**のです。時間を味方につけ、今できることから始めましょう。

認知症対策は何歳からでも遅くありません。**それぞれの年代の、それぞれの体と脳の状態に応じて、日常でできる対策を講じていく**こと。これは、人生１００年時代を生きる私たちにとっての、必修科目だと思います。

認知症は、中年期、老年期、老後期の３つの段階を経て発症します。

そして、この３つの時期それぞれに、生活の注意点、予防のためにすべきことがあります。なぜなら、**年を重ねるにつれて、脳のなかで起きる「戦いのドラマ」も変わる**からです。中年期と老後期とでは、気をつけるべきことは１８０度違います。脳のなかで起きていることは目に見えませんから、年齢を手がかりに対策

を練っていくのがよいでしょう。個人差はありますが、本書では3つの段階を次のような年齢で区切り、目安としています。

中年期…45〜64歳前後
老年期…65〜74歳前後
老後期…75歳以降

まずは年齢を手掛かりとして、**自分は「認知症への道」のどこにいるのか**、現在地の見当をつけましょう。認知症予防の道のりは長く、自分が正しい道を歩めているのかどうか、不安になることもあるかもしれません。でも道しるべがあればこわくはありません。するべきことは明確です。

まずは、敵を知ることから。認知症を引き起こす直接の原因・アミロイドβが、中年期、老年期、老後期の脳内でどんな動きをするのかを予習しましょう。**キーワードは、メタボ、ストレス、フレイル**です。

Now!

アルツハイマー病の原因、アミロイドβってなんだ？

アルツハイマー病を引き起こす最も有力な原因と考えられているのが、タンパク質の一種であるアミロイドβです。アミロイドβは健康な人の脳でも作られますが、通常であれば寝ている間に分解され、ひと晩のうちに排出されます。

ところが、**中年期になると、脳内にアミロイドβが増え始めます。異常タンパク質へと変性するものが現れ、今までのようにきれいに分解できなくなる**のです。余ったアミロイドβ、つまり脳のゴミの溜まり場となるのが、海馬付近です。

とはいえ、しばらくの間は特段の支障はありません。アミロイドβは、ただそこにあるだけで、なんの悪さもしないのです。ゆっくり静かに溜まり続ける。これが中年期のアミロイドβの戦略です。

老年期に入ると、おとなしかったはずのアミロイドβが突然、牙をむきます。凶暴化して、周辺の神経細胞を攻撃し始めるのです。捨てられずに溜まったアミロイドβが、腐って毒素を発するようになるのが老年期というわけです。

しかし、脳もやられっぱなしではありません。神経細胞の間を盛んに神経ホルモンが行き来して、アミロイドβにやられた細胞の分まで働きます。

アミロイドβの犠牲になる神経細胞はまだ少数。脳の機能は維持されます。

老後期になると、アミロイドβの増殖は止まります。しかし、これまでの戦いで、神経細胞の犠牲も大きくなったものの、なんとか和平協定を結べそうだというときに、事態が急変します。**脳への栄養供給が極端に減り始める**のです。数が少なくなっていたところに加えて、栄養不足で働けなくなる神経細胞が増えれば、もう脳の機能は維持できません。こうして認知症は発症に至るのです。

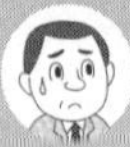

中年期の脳内

アミロイドの増加

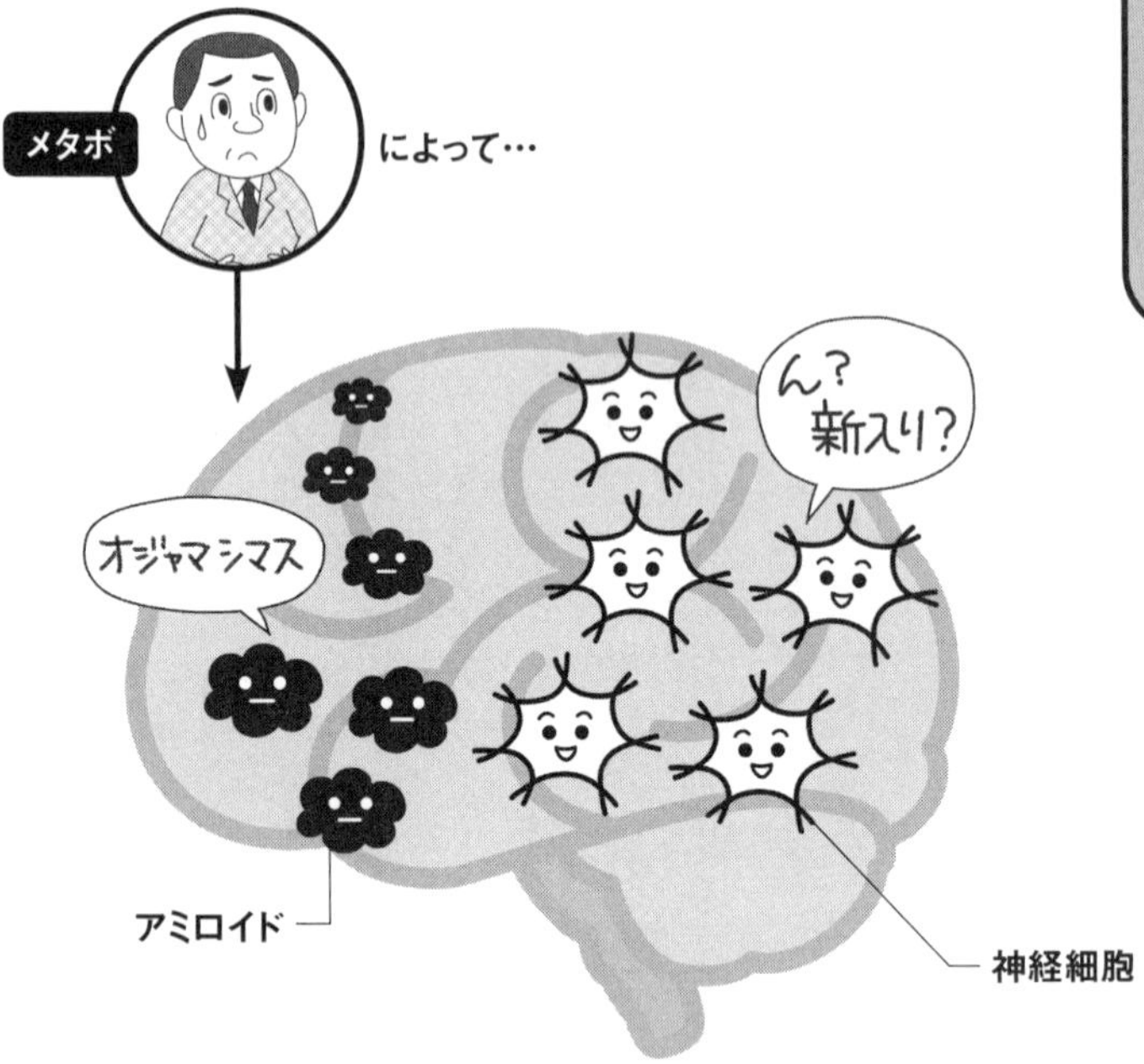

敵は静かにやってくる

敵兵は善良な市民を装って侵入!
じわじわと脳内で増え続け

脳内にタンパク質の一種、敵兵・アミロイドβが少しずつ溜まり始めました。アミロイドβは、脳の海馬付近に住みつきます。海馬は記憶を司る大切なパーツ。今はおとなしくて無害なアミロイドβですが、放置して増えるに任せていたら、この先どうなる……?

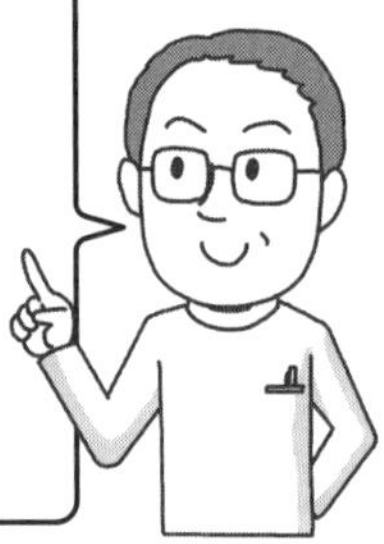

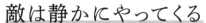

凶暴化するアミロイド

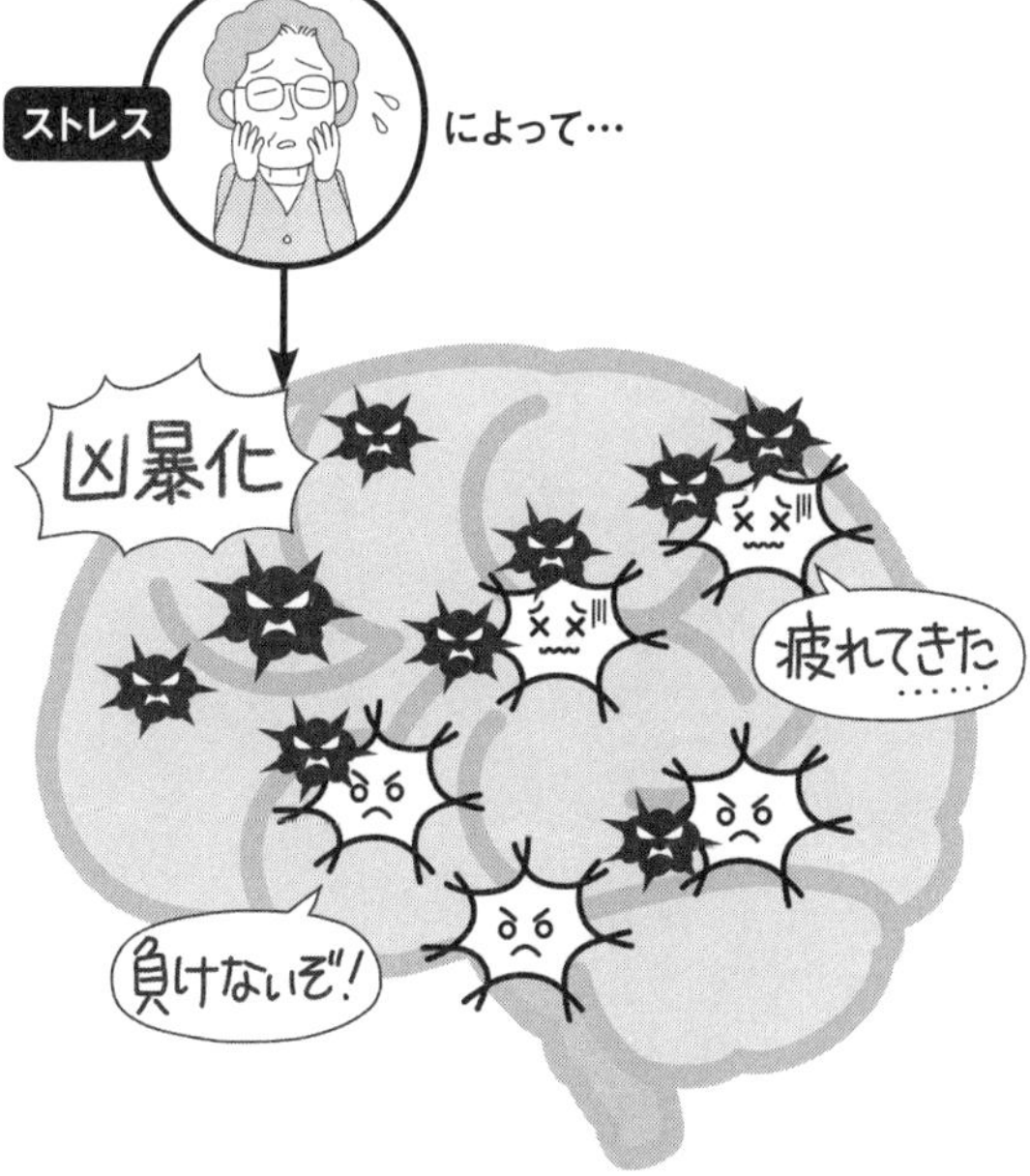
ストレス
によって…
凶暴化
疲れてきた……
負けないぞ!

ついに戦争が始まる

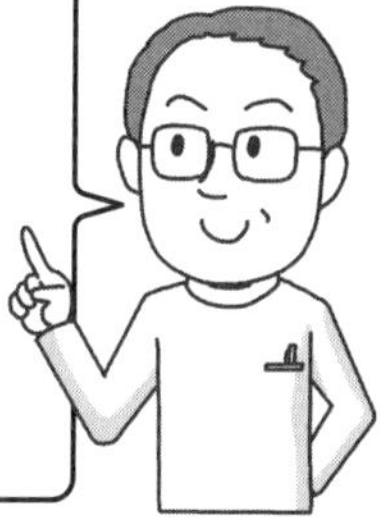

大軍となったアミロイドβが攻撃を始めるが、戦況は味方優位で安定!

一般市民のフリをして潜んでいたアミロイドβが、突如攻めてきます。しかし、脳には危機感はありません。先住の神経細胞は数も多く、戦意も十分。攻撃をはね返し、日常を維持しています。しかし、アミロイドは劣勢でも諦めず、しつこく攻撃を続けます。

神経ホルモンの減少

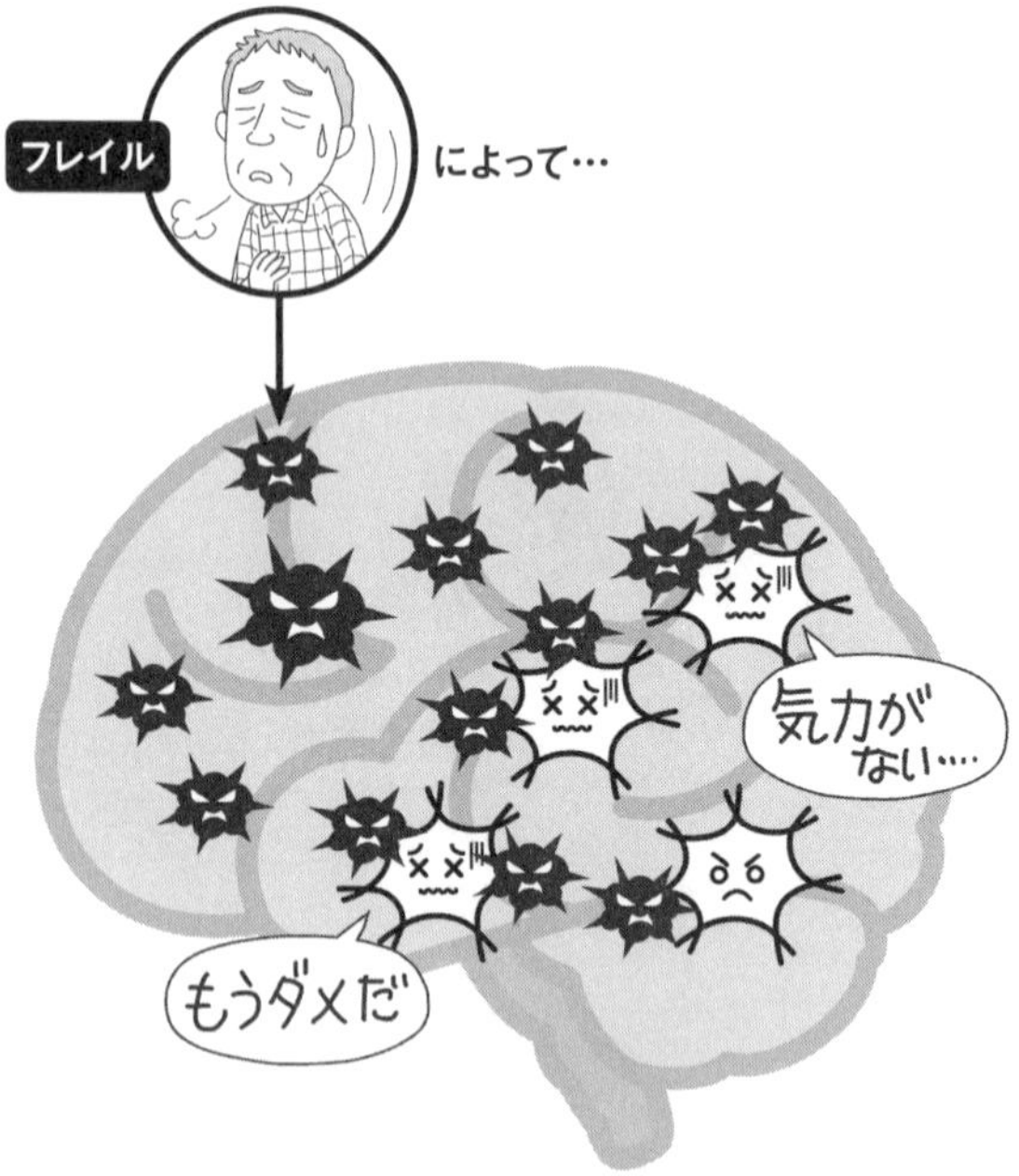

物資不足が追い打ち！

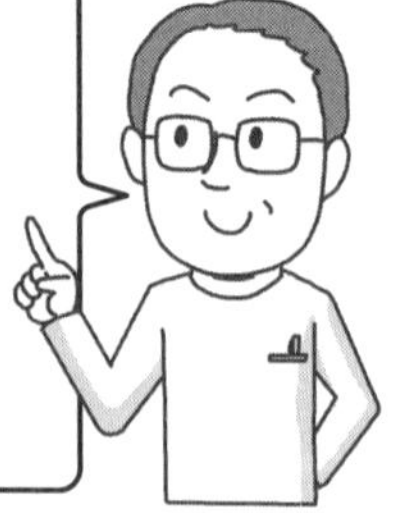

栄養不足で神経ホルモンが飢餓状態に陥り、戦意喪失！

脳内の戦況は徐々に悪化し、アミロイドβによって壊される神経細胞が増えていきます。残された神経細胞は必死の抵抗を続けますが、疲れて物資（神経ホルモン）も尽きてくれば、敗色が濃厚に。限界を超えたときが敗戦、すなわち認知症の発症に至るのです。

発症後の脳内

〔神経細胞の敗北～復興〕

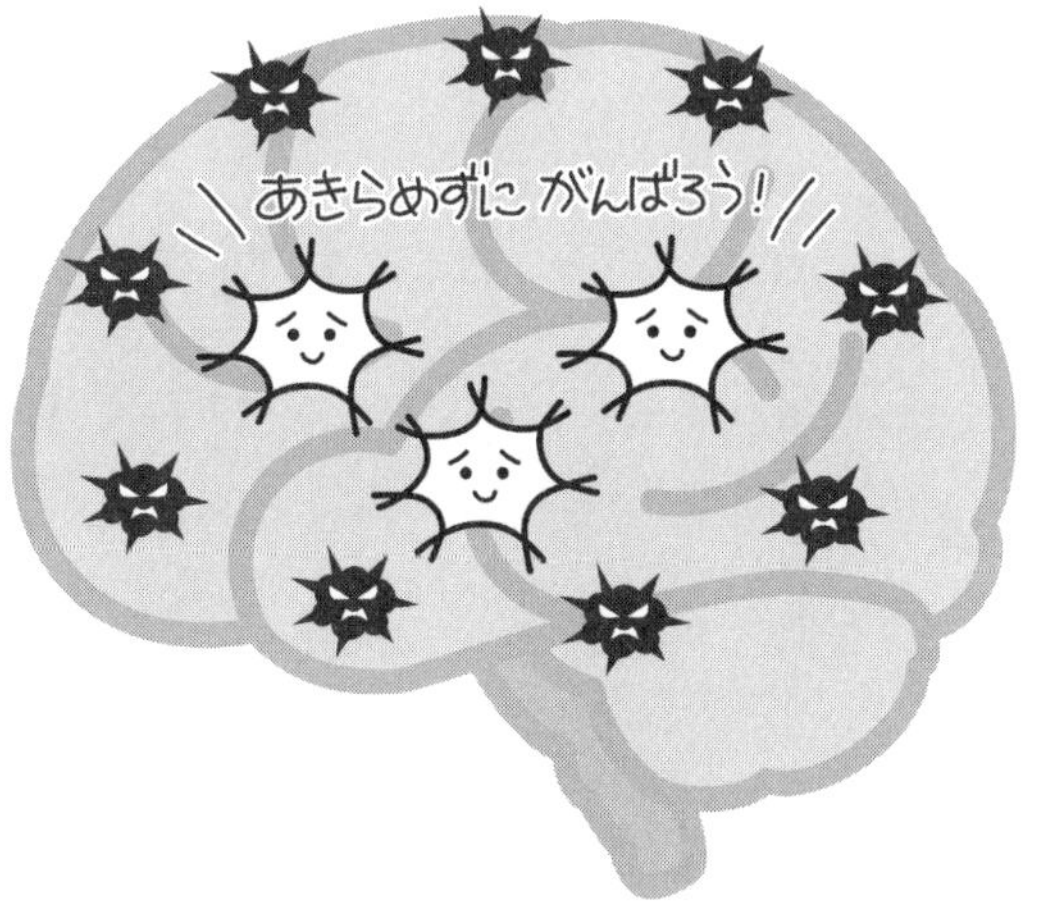

占領下で住民はどう生きる?

生き残った住民を鼓舞し、制限があるなかでも前向きに

敗戦後、領土を占領された後には、2パターンのシナリオがあります。敵に支配され自由を失うのか、それでも明るく前向きに暮らしていくのか。できることなら後者でいたいもの。そのためには、残った住民(神経細胞)が活発に働くことが必要です。

Now!

新薬・レカネマブが出る！認知症の特効薬登場か!?

２０２３年１月、厚生労働省は、アルツハイマー病の新薬「レカネマブ」を優先的に審査する品目に指定しました。おそらく近いうちに承認され、アルツハイマー病の治療は大きく前進するでしょう。

ただし、「いい薬ができたからもう大丈夫」と安心するのはまだ早いようです。

従来の薬は「弾薬補給」

アミロイドβの攻撃によって**脳の神経細胞が壊れると、神経細胞の間を行き来して情報をやりとりしている神経ホルモンの分泌も減少。**アルツハイマー病の場合は、この現象がまず脳の海馬を舞台に起こります。

「さっき何を食べたか思い出せない」「カバンをどこかに置き忘れた」といった物忘れ症状が起きるのは、神経ホルモンの減少で記憶の整理がうまくいかなくなることが原因です。


現在、アルツハイマー病の治療薬として使われている「アセチルコリンエステラーゼ阻害薬」は、**海馬に多い神経ホルモン・アセチルコリンが分解されるのを防ぐ**ものです。認知症をアミロイドβとの戦争にたとえるなら、弾薬や食糧などを補給するのがこの薬の働きである、と考えるとわかりやすいでしょう。

しかし、補給を手厚くしても、攻撃の手が休まるわけではありません。薬の服用中も神経細胞はダメージを受け続けています。

アセチルコリンが十分にあっても、情報を届ける神経細胞がいなければ意味がありません。2～3年もすると、だんだん薬の効果は得られなくなります。**従来型の薬は、根本治癒につながるものではない**のです。

レカネマブは「敵基地攻撃」

新薬「レカネマブ」が画期的なのは、脳内のアミロイドを抑える効果が期待できることです。アルツハイマー病の根本治療につながる薬と期待されています。

ただ、難しいのは「いつから投与するか」の判断。**アミロイドβが凶暴化するタイミングから投与を始めるのが最も効果的**だと考えられますが、その予測はまだ困難です。アミロイドPETという画像診断はありますが、これはアミロイドβの蓄積量を調べるもの。凶暴化しているかどうかまではわかりません。

さらには、年間300万円とも600万円とも言われる高額な費用もネックです。

新薬の開発は朗報ですが、風邪薬のように気軽に使えるものではありません。予防に勝る治療なし。年間300万円もかけずとも、アミロイドβの蓄積を抑える方法があるならば、知らずに過ごすのは損というものです。

次章からは、「渡辺式認知症ケアシステム」の具体的な方法をご紹介します。

まとめ

年代ごとに適切な対策を!

生活習慣が認知症に直結

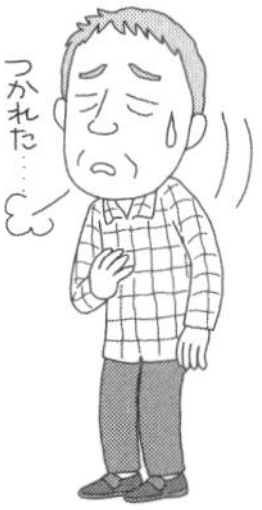

老後期

栄養不足
運動不足

↓

フレイル
(筋肉量減少)

↓

神経ホルモンの減少

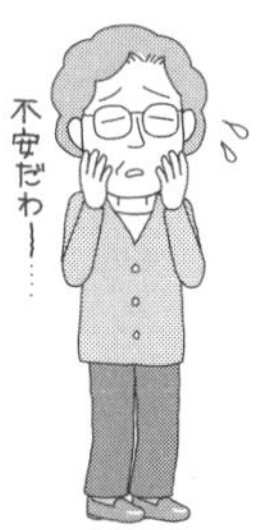

老年期

不眠
情緒不安

↓

ストレス
(交感神経優位)

↓

アミロイドの凶暴化

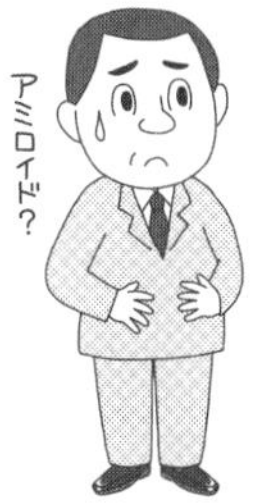

中年期

過食
代謝の低下

↓

メタボ
(内臓脂肪増加)

↓

アミロイドの増加

↓

アルツハイマー病の原因に!

〔老後期〕	〔老年期〕	〔中年期〕
・心不全 ・肺炎 など	・自律神経失調症 ・ガン など	・動脈硬化 ・脳卒中 など

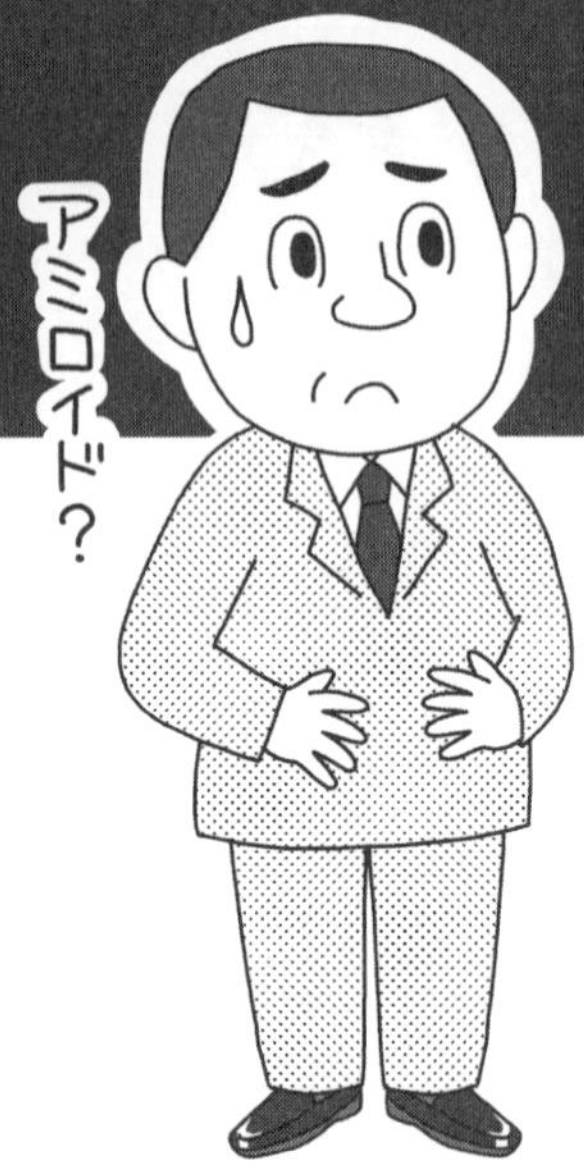

秋山さん　56歳（男性）

身長 168cm　体重 75kg

中古車の営業の仕事をしているため、職業柄歩くことも多いが、その分「栄養補給」が過剰になりがち。好物は、営業先で寄り道して食べるラーメン。会社の健康診断でメタボを指摘される。ウェスト88cm、中性脂肪290mg/dl、HDL34mg/dl、血圧140／86、空腹時血糖126mg/dl。

第2章

中年期は、歩くか食べないか選ぶ！

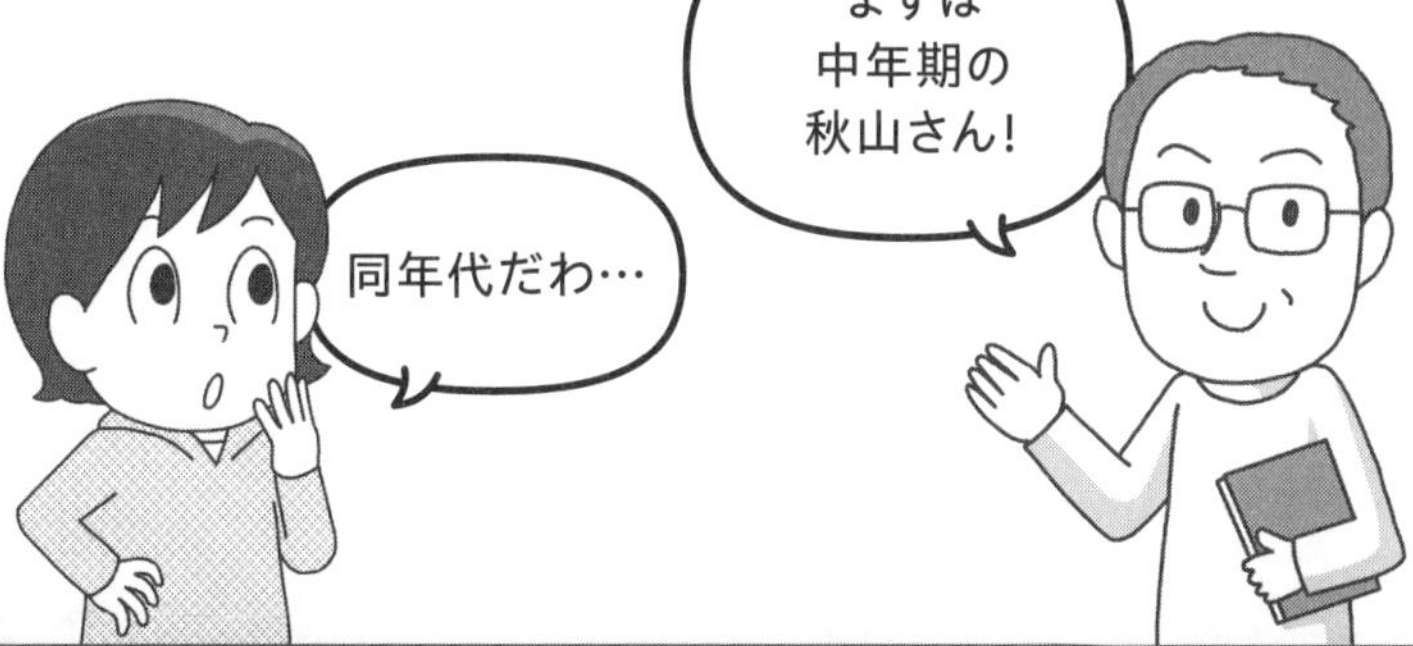

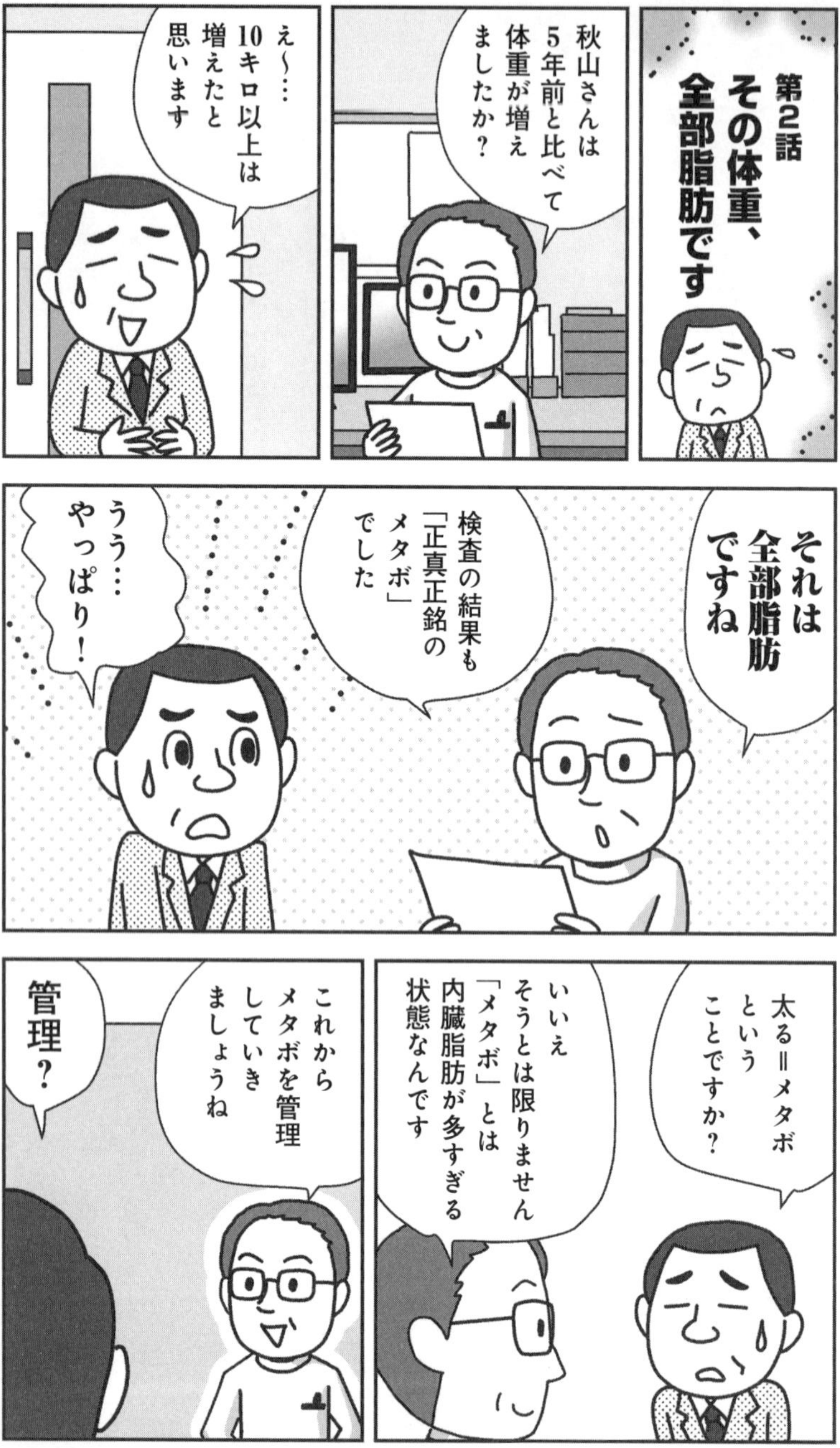
第2話 その体重、全部脂肪です
秋山さんは5年前と比べて体重が増えましたか？
え〜…10キロ以上は増えたと思います
それは全部脂肪ですね
検査の結果も「正真正銘のメタボ」でした
うう…やっぱり！
太る＝メタボということですか？
いいえ そうとは限りません「メタボ」とは内臓脂肪が多すぎる状態なんです
これからメタボを管理していきましょうね
管理？

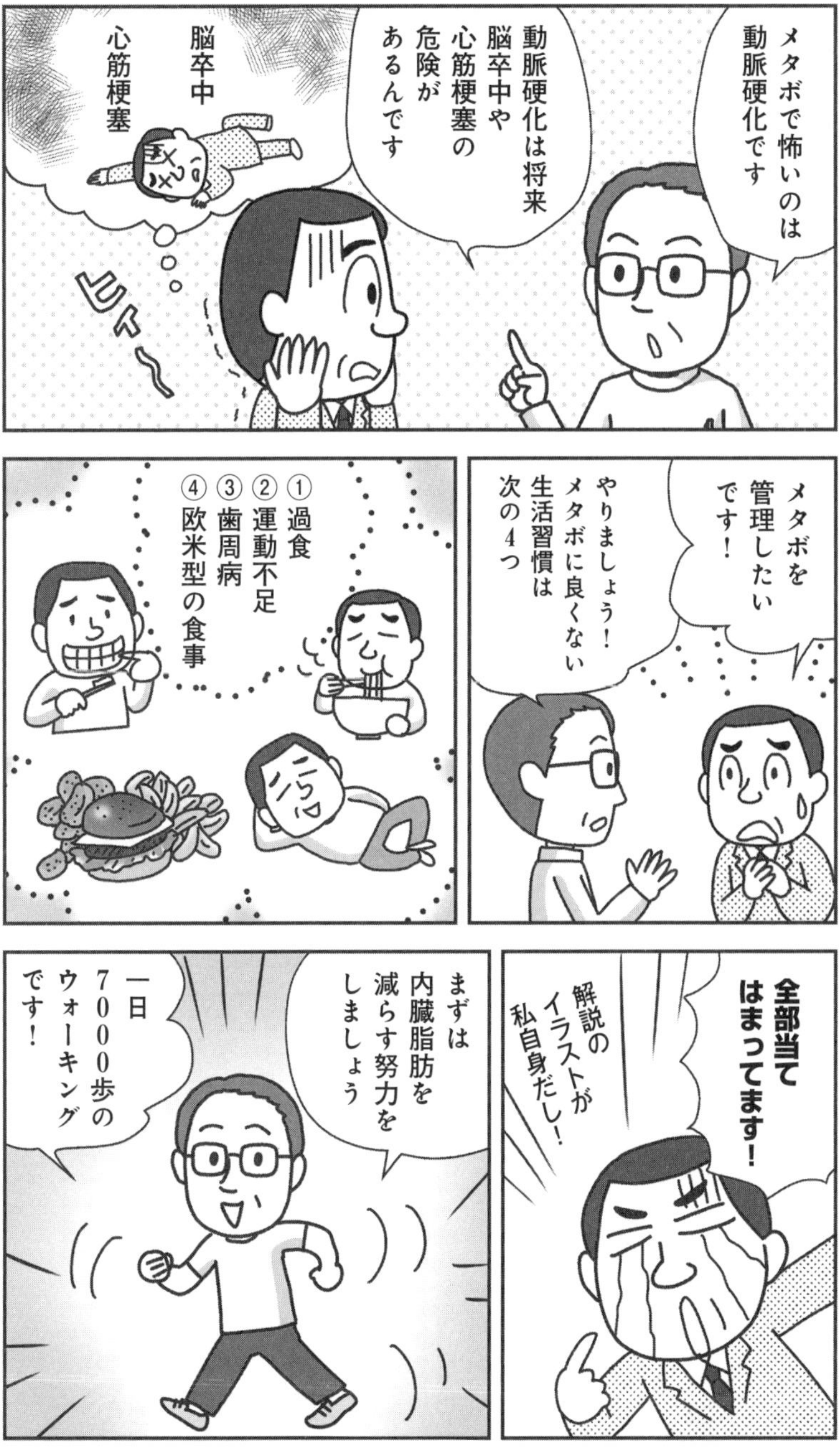
メタボで怖いのは動脈硬化です
動脈硬化は将来脳卒中や心筋梗塞の危険があるんです
脳卒中
心筋梗塞
ヒィ〜
メタボを管理したいです！
やりましょう！メタボに良くない生活習慣は次の4つ
①過食
②運動不足
③歯周病
④欧米型の食事
全部当てはまってます！
解説のイラストが私自身だし！
まずは内臓脂肪を減らす努力をしましょう
一日7000歩のウォーキングです！

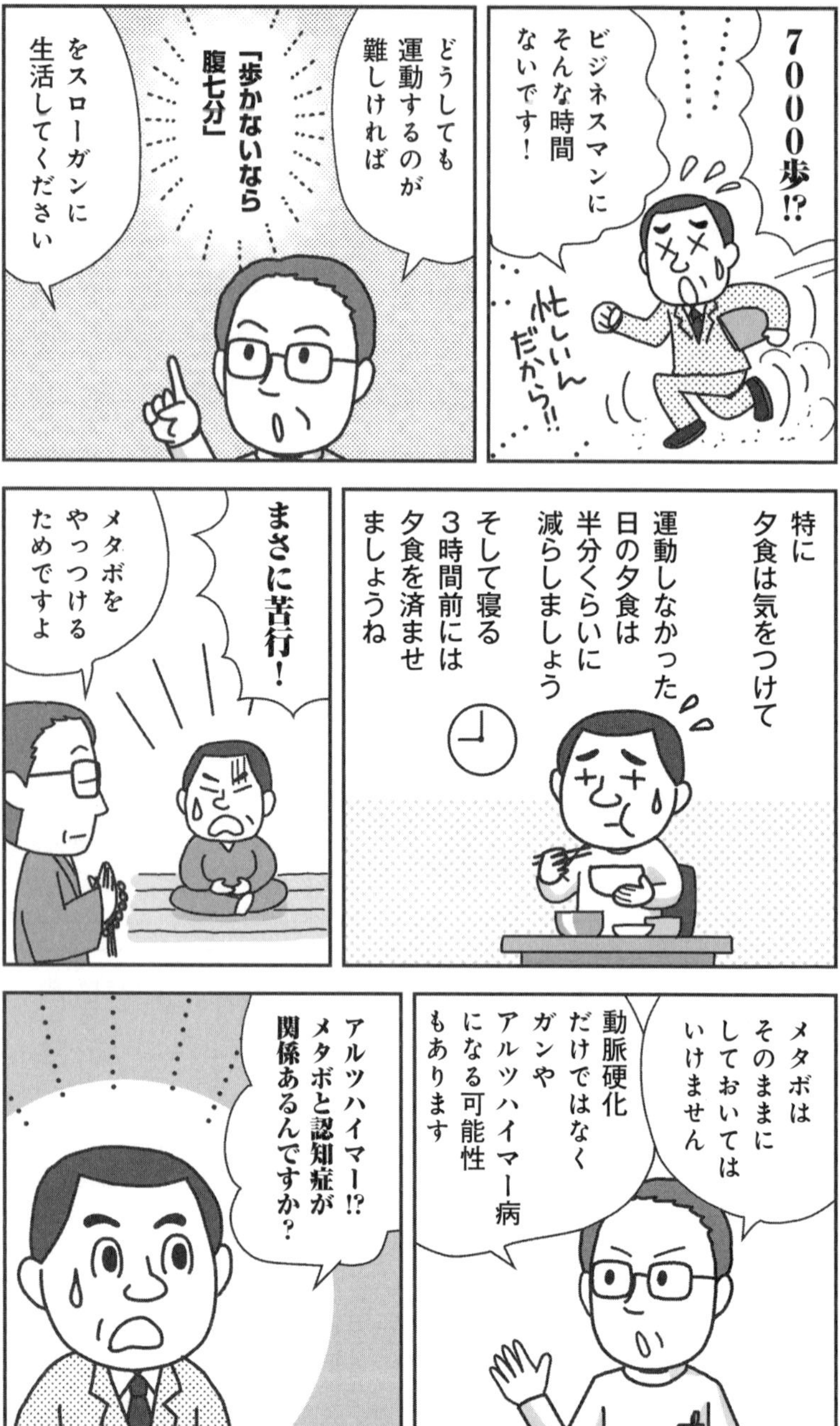
7000歩!?
……
ビジネスマンにそんな時間ないです!
忙しいんだから!!
どうしても運動するのが難しければ
「歩かないなら腹七分」
をスローガンに生活してください
特に夕食は気をつけて
運動しなかった日の夕食は半分くらいに減らしましょう
そして寝る3時間前には夕食を済ませましょうね
まさに苦行!
メタボをやっつけるためですよ
メタボはそのままにしておいてはいけません
動脈硬化だけではなくガンやアルツハイマー病になる可能性もあります
アルツハイマー!? メタボと認知症が関係あるんですか?

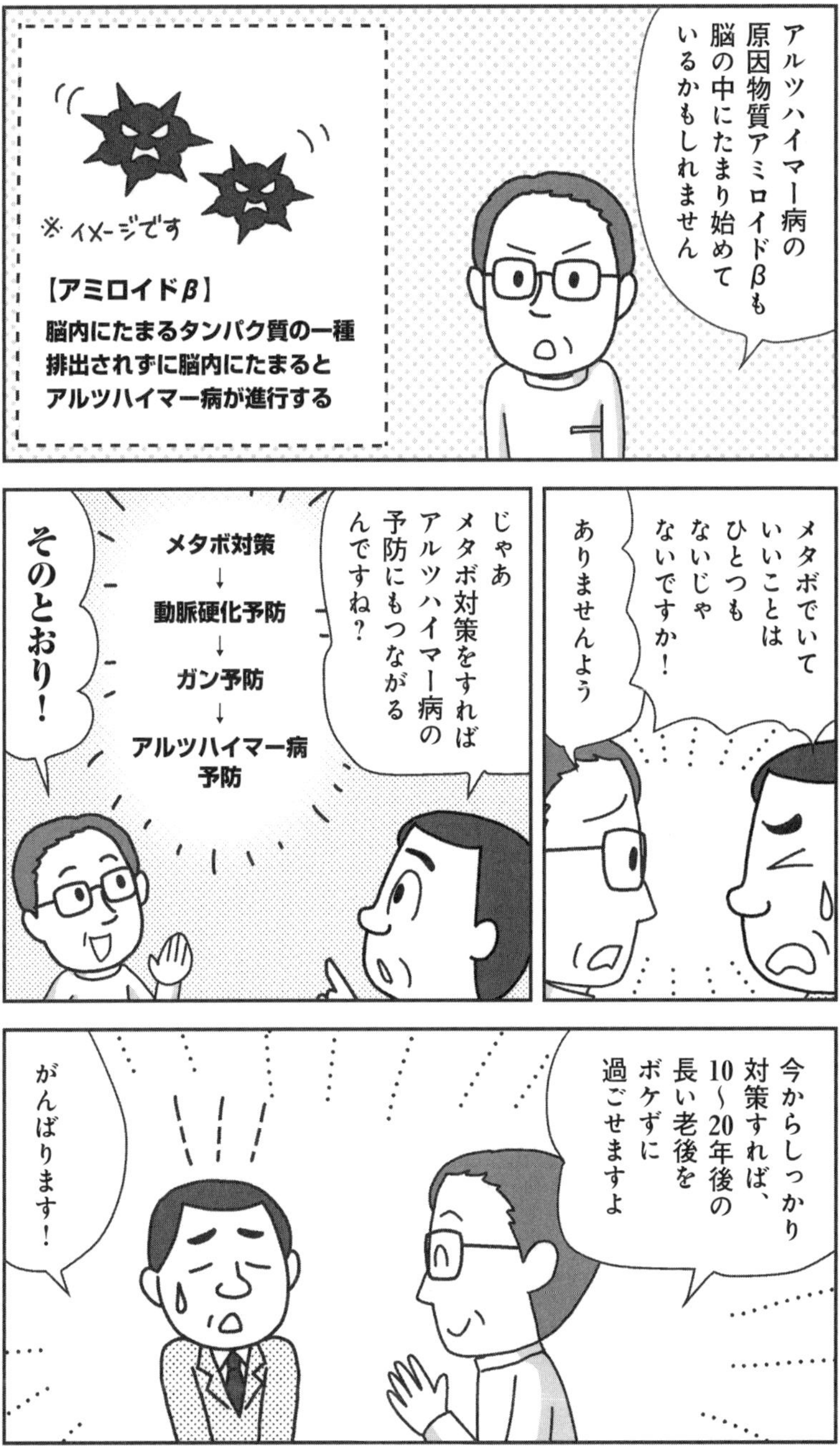
アルツハイマー病の原因物質アミロイドβも脳の中にたまり始めているかもしれません
※イメージです
【アミロイドβ】
脳内にたまるタンパク質の一種
排出されずに脳内にたまるとアルツハイマー病が進行する
メタボでいていいことはひとつもないじゃないですか！
ありませんよぅ
じゃあメタボ対策をすればアルツハイマー病の予防にもつながるんですね？
メタボ対策
↓
動脈硬化予防
↓
ガン予防
↓
アルツハイマー病予防
そのとおり！
今からしっかり対策すれば、10～20年後の長い老後をボケずに過ごせますよ
がんばります！

Now!

中年期のメタボで脳内の「ゴミ」が増える!

中年期(45~64歳)は、脳内でアルツハイマー病がひそかに根を張り始める時期です。20年先を見すえるなら、この時期からアルツハイマー病対策を練るのがベスト!

しかし、中年期に将来の認知症を心配する人はあまりいません。仕事に家事に育児にと忙しい毎日のなかでは、認知症に危機感を持つことのほうが難しい、というのもよくわかります。

その一方で、「若い頃より疲れやすくなった」「食べる量は変わらないのに、体重増加が止まらない!」「シミ、シワ、たるみが気になる……!」など、20代・30代のころとは確実に違ってきた体に、加齢を実感し始めるのもこの年代でしょょう。血糖値やコレステロール値、血圧などの数値が上がりはじめ、健康診断の結果を見るのがこわくなってきた、なんて人も多いかもしれません。

なぜ中年期はメタボがいけないのか？

実は、**中年世代が感じている体の変化は、アルツハイマー病とも無縁ではありません**。血糖値やコレステロール値上昇の陰には、中年期から増え始めるメタボがあります。**メタボリック・シンドロームとは、内臓脂肪が過剰に溜まった状態**。内臓脂肪の正体は、使いきれずに余った栄養です。体を動かすエネルギーとして代謝できなかったカロリーが、内臓脂肪となっておなかまわりに蓄えられていくのです。

カロリー余りが生じているとき、**体内では内臓脂肪のほかにも余って溜め込まれる余りもの**があります。それが**活性酸素とアミロイドβ**です。

活性酸素は、増えすぎると細胞の老化、ガン化を促進することが知られています。脳に溜め込まれたアミロイドβが、将来アルツハイマー病を引き起こすことは、すでに繰り返しお伝えした通りです。

食べ過ぎや運動不足、喫煙など、メタボを招く生活習慣は、同時に体をサビさせる活性酸素も増やします。さらに、脳に目を移せば、処理しきれないほどのアミロイドβが作られては余り、着々と溜まり続けているのです。

内臓脂肪と活性酸素、アミロイドβは、いわば同じ穴のムジナ。いずれも体にとってはゴミのようなもので、そのまま溜め込めば、いずれ腐って周囲の健康な細胞にまで害を与えます。**「メタボのあるところにアルツハイマー病のタネあり」**と見立て、早期に対策をするべきなのです。

メタボを見て見ぬふりはご法度！

厚生労働省の『国民健康・栄養調査（平成16年）』によれば、40〜74歳ではメタボリック・シンドロームが強く疑われるか、予備軍であると考えられる人は、

男性では2人に1人、女性では5人に1人の割合に達します。

おへその位置で測った腹囲が、男性の場合は85㎝以上、女性の場合は90㎝以上ある人は要注意！　さらに高血圧、脂質異常、高血糖のうちの2つが重なると、メタボと診断されます。

ただ、内臓脂肪が多いとしても、すぐに病気になるわけではありません。そのせいか、メタボやメタボ予備軍と診断されても、悠長に構えている人が多いようです。

メタボの人は、脳卒中や心筋梗塞などの原因となる動脈硬化のリスクが高いことがわかっています。さらに何も対策をしなければ、**将来の認知症のリスクもじわじわと上昇している**のです。

「ちょっとメタボなだけで、ほかはいたって健康です」

なんて笑う人がいますが、メタボを甘く見てはいけません。対策を先送りにすればするほど、将来の健康リスクは増大していくことを肝に銘じましょう。

Now!

認知症予防の最初の一歩はメタボ度の把握から

「メタボ＝肥満」という連想をしがちですが、スリムな人のなかにもメタボの疑いを指摘される人は少なくありません。特に女性に多いのが、**腹囲はそれほど大きくないのに、高血圧や高血糖、脂質異常などが見られる「隠れメタボ」**です。

「太ってないから大丈夫」

「若いころより多少肉付きはよくなったけど、このくらい普通でしょ」

こんな自己判断は禁物！　45歳以降は、会社や自治体の実施する「特定健診」を利用し、自分の体の状態を見える化することが大切です。特定健診は40～74歳の人を対象にしたメタボリック・シンドロームの発見に特化した検査で、通称「メタボ健診」とも呼ばれます。

まずは、メタボ健診を利用して、自分のメタボ度をチェックしましょう。

もし健診でメタボ、またはメタボ予備軍と診断されたなら、**実際に内臓脂肪を調べてみるべき**です。

内臓脂肪のチェックには、腹部のエコーまたはCTが使われます。私のクリニックでは、腹部エコー検査で**内臓脂肪の厚さが10㎜以上あるか、内臓脂肪の厚さが皮下脂肪よりも厚い場合に、「内臓脂肪型肥満」と診断**します。

内臓脂肪がこわいのは、肥満を招くからだけではありません。溜まった内臓脂肪は、内臓に居すわるばかりでなく、脂肪細胞からサイトカインと言われるさまざまなタンパク質を分泌します。このサイトカインが曲者！　増えすぎた内臓脂肪は、動脈硬化を防止するホルモンの分泌を邪魔したり、血糖を下げるインスリンの働きを鈍らせたりと、体のバランスを乱す厄介なサイトカインを放出する温床となるのです。

Now!

女性は閉経後の急激な体重増に注意！

メタボというと、中年太りの男性をイメージする人も多いでしょう。実際、**メタボリック・シンドロームの男女比を見ると、男性は女性の4倍！** メタボによる動脈硬化などで、男性は女性より6〜7年寿命が短い傾向にあります。

では、メタボが発症リスクを高めるアルツハイマー病に関しても、男性のほうが多いかというと、実はその逆。**65歳以上のすべての年代において、女性のほうがアルツハイマー病の有病率が高い**ことがわかっています。

70代後半の男性では、認知症の有病率は11・7％ですが、女性は14・4％、80代前半では男性は16・8％、女性は24・2％と、年代が上がるにつれてその差はどんどん広がります。なぜこのような逆転現象が起きるのでしょう？

その秘密は、女性ホルモンが握っています。

女性のやわらかな丸みを帯びた体つきは皮下脂肪によるもの。女性ホルモンには、皮下脂肪をつきやすくする作用があります。出産や授乳期に備えるため、皮下脂肪の貯金を持っているわけです。

ところが、更年期を迎えると女性ホルモンのバランスは乱れ、閉経で一気に激減。内臓脂肪の増加を抑えるストッパー役を果たしていた女性ホルモンが少なくなることで、**閉経後の女性には内臓脂肪型肥満の割合が増え始めます。**

私は、この急激な内臓脂肪の増加が、アルツハイマー病を引き起こすひとつの要因ではないか、と考えています。短期間で一気に増えた内臓脂肪は、それだけ身体に急激な負担をもたらします。**内臓脂肪の急増でアミロイドβも急増**しますが、脳にはアミロイドβに対する備えがありません。突然大軍で押し寄せるアミロイドβにたやすく占領されてしまうのです。

それまで太りづらかった女性も、更年期以降は要注意！　食生活や運動習慣を見直し、内臓脂肪が急増しないように気をつけましょう。

Now!

アミロイドβを増やすNG生活習慣をチェック!

内臓脂肪型肥満を指摘された場合は、動脈硬化が進まないように指導を受けるでしょう。しかし、**内臓脂肪の裏には過度な活性酸素やアミロイドβの蓄積**も隠れている可能性があります。

また、体質によっては、内臓脂肪はそれほど多くなくても、アミロイドβは増え始めているというケースも考えられます。

アミロイドβの蓄積量は、アミロイドPETという画像診断で調べられますが、これはなかなか気軽に受けられる検査ではありません。まずは、次のページのセルフチェックからアミロイドβの蓄積リスクを推測し、将来のアルツハイマー病リスクを把握！　メタボ対策でアミロイドβの増殖を抑えましょう。

メタボ　セルフチェック

①肥満	□ウエストサイズ　男性85cm以上・女性90cm以上
②脂質異常	□中性脂肪値150mg/dl以上 or
	□HDLコレステロール値　40mg/dl未満
③高血圧	□最高血圧　130mmHg以上 or
	□最低血圧　85mmHg以上
④高血糖	□空腹時血糖　110mg/dl以上

➔ ①の条件を満たした上で、②③④のうち２つ以上当てはまる場合、メタボです。

アミロイドβ　セルフチェック

□ 医療機関で高血圧 or 糖尿病 or 高脂血症 or 動脈硬化と診断された
□ 運動する習慣がなく、1日の歩数が5000歩以下
□ 食事は魚より肉が多い
□ 食事に野菜・海藻が少ない
□ コンビニ弁当やファストフードをよく利用する
□ 21時以降に食事することが多く、食事の時間が不規則
□ 食べ過ぎを自覚している
□ 歯周病が進んでいる
□ ストレスが多いと感じる
□ 血縁者に認知症がいる

➔ ３項目以上当てはまる場合、アミロイドβが、すでに蓄積しているか今後脳内に増える可能性大!

内臓脂肪とアミロイドβは同じ穴のムジナ。裏を返せば、内臓脂肪が減れば、アミロイドβの蓄積抑制にもつながる、ということです。幸いにも、**内臓脂肪は短期間で増えやすい半面、皮下脂肪に比べて落としやすい**、という特徴もあります。

内臓脂肪が増えるのは、摂取カロリーが消費カロリーを上回っているからです。霜降り肉や揚げ物、スイーツなどはたまの楽しみとし、日々の食事は三食をバランスよく食べましょう。特に、あとは寝るだけの夕食に、それほどカロリーをとる必要はないのです。最もしっかり食べるべきは朝食です。**夜は炭水化物も控えめにし、タンパク質源は魚や豆腐など低脂質なものにする**といいでしょう。

消費カロリーを増やす意識も重要です。**目安は、1日7000歩以上**。7000歩に満たない日は、食事を腹七分に抑えましょう。「歩けなかったけど、食べたい！」という食いしん坊は、家でできるストレッチや筋トレを習慣に。中年になったら「運動せざるもの食うべからず」の気持ちで、運動不足解消に努めるべきです。

さらに歯周病がアミロイドを増やすという報告もあります。**毎日のデンタルケアに加え、定期的な歯科健診とクリーニングで歯周病を予防する**ことも大事です。

まとめ

中年期はメタボ対策！

歩かないなら腹七分

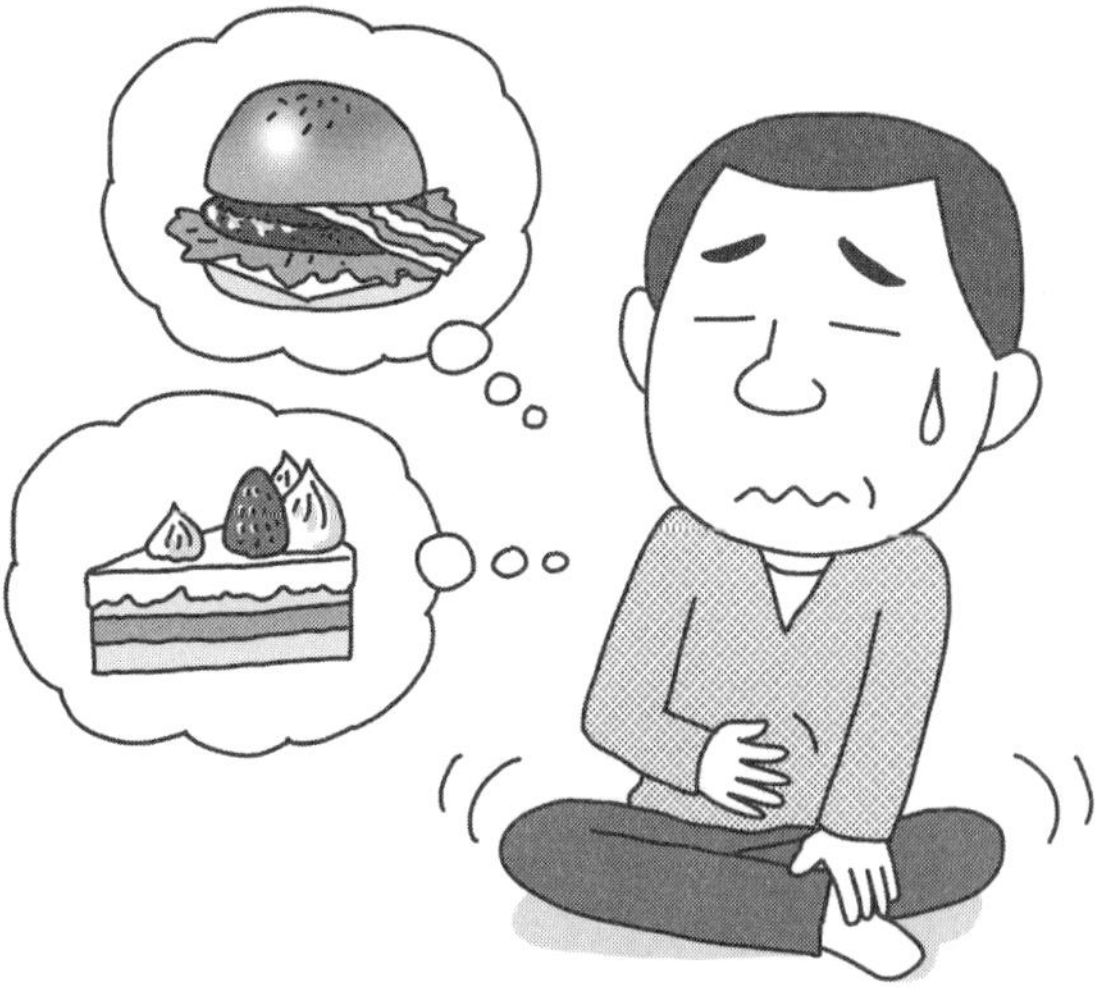

内臓脂肪が増えれば脳もメタボに！

おなか周りに内臓脂肪が溜まってきたら、脳にもアミロイドβが増えていると考えるべきです。しっかり歩いて脂肪を燃焼させ、食事は脂質を控えめの和食中心に。1日7000歩をノルマと考え、歩けなかった日は摂取エネルギーを減らして帳尻を合わせましょう。まずアルコールとデザートをやめ、次に炭水化物を減らす。これらは、運動したときのごほうびです。

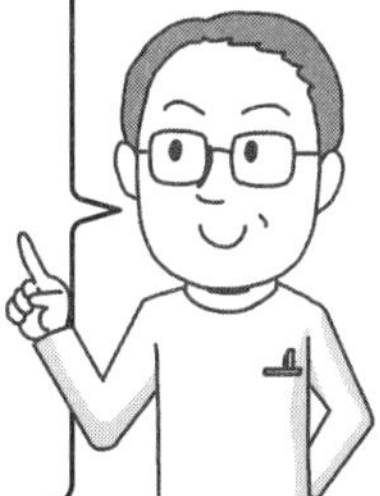

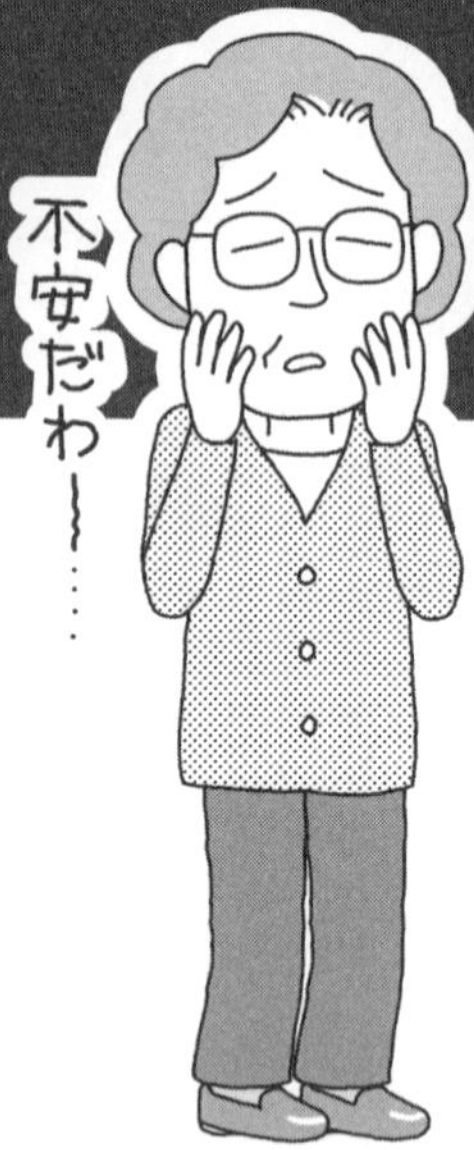

水田さん　70歳（女性）

身長 153cm　**体重** 40kg

もともと心配性ではあるけれど、年齢を重ねてさらに不安なことが多くなり、「何かの病気かも……」と考えると、夜も眠れない。不眠のほか、動悸やめまいなどの症状もあるため、医療機関を受診。最近は、物忘れも感じ始める。過去に胃ガンの既往歴があり、手術をして現在は完治している。

第3章

老年期は、生活のリズムを整える!

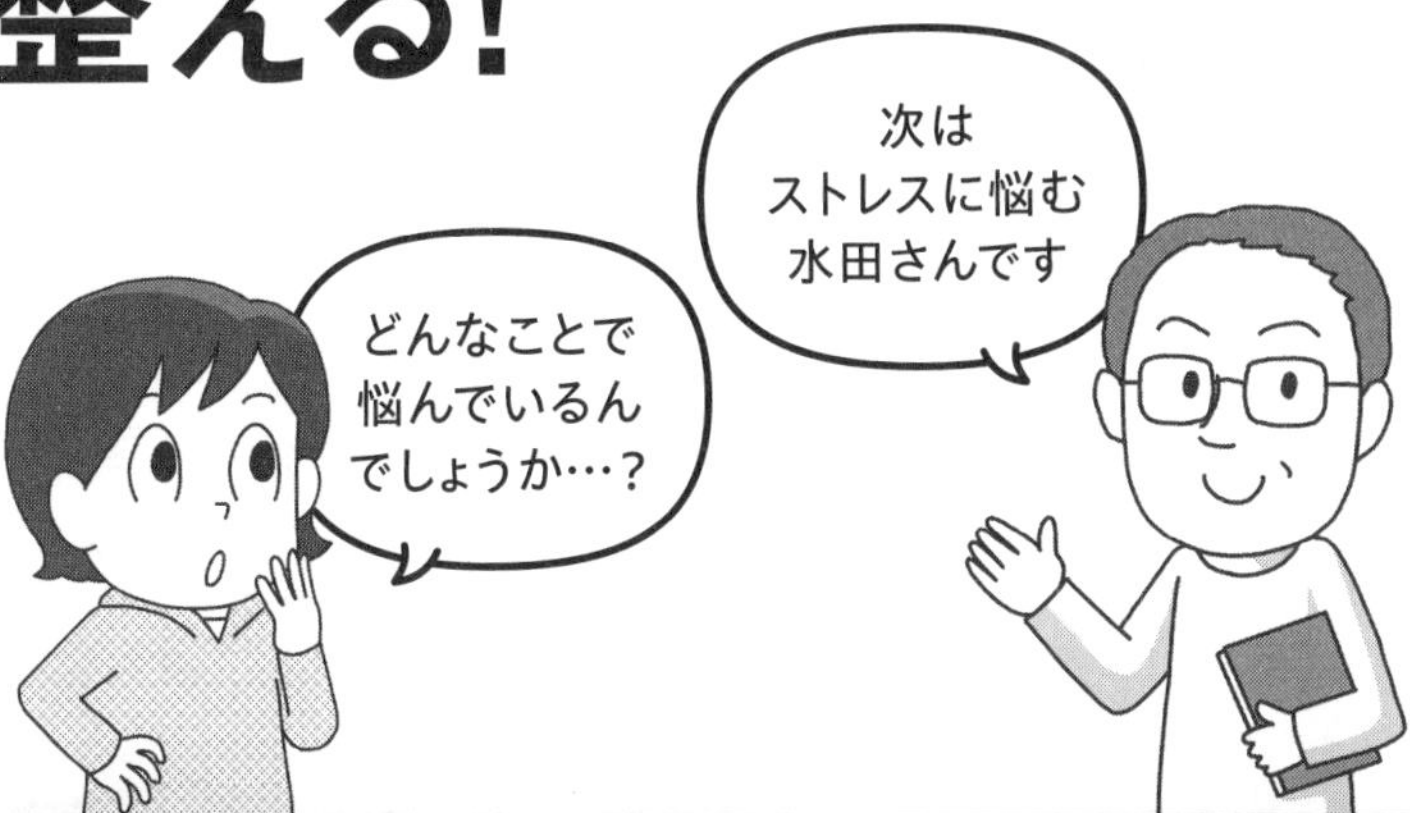
次は
ストレスに悩む
水田さんです
どんなことで
悩んでいるん
でしょうか…?

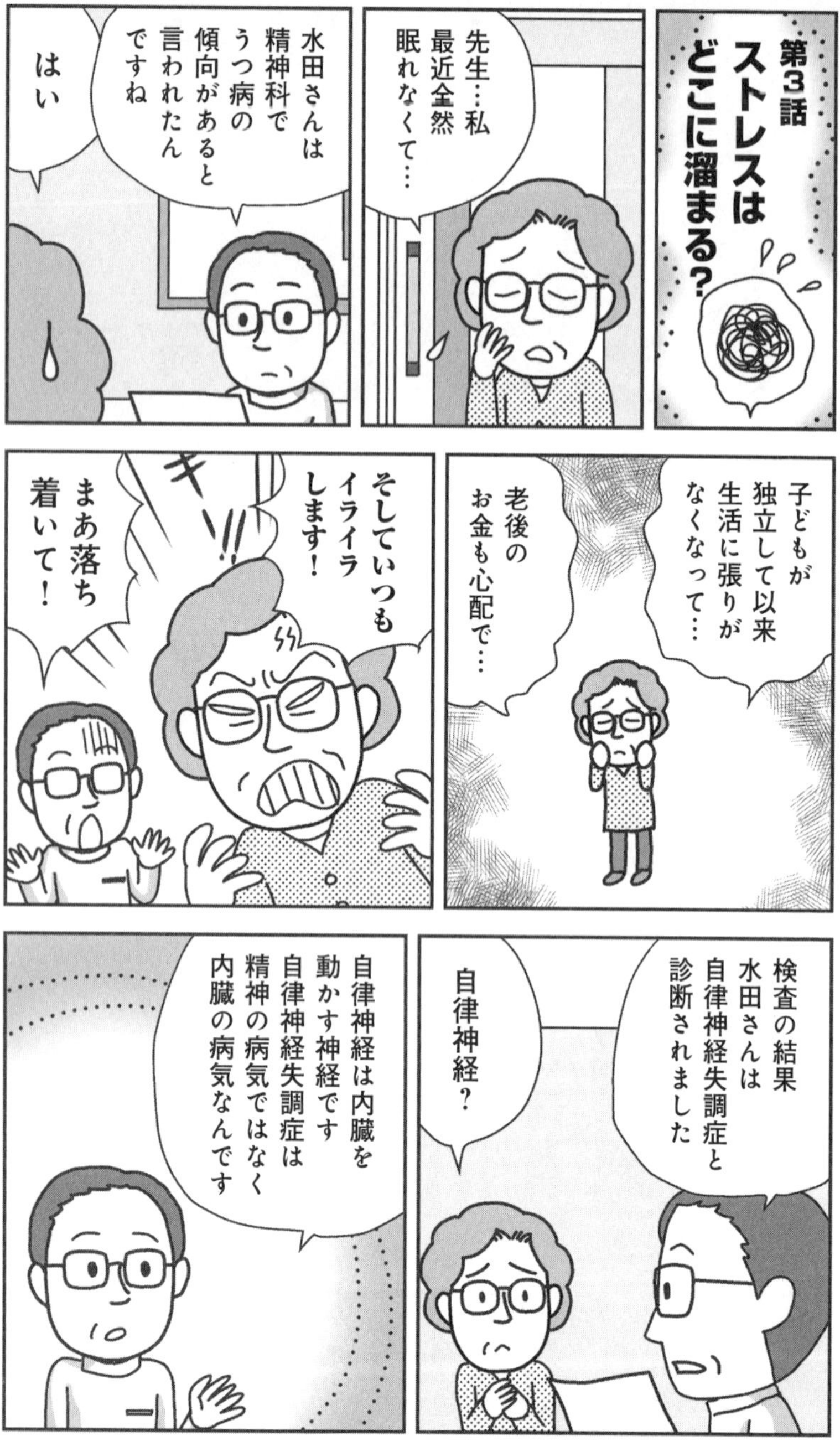
第3話
ストレスはどこに溜まる？
先生…私最近全然眠れなくて…
水田さんは精神科でうつ病の傾向があると言われたんですね
はい
子どもが独立して以来生活に張りがなくなって…
老後のお金も心配で…
そしていつもイライラします！
キーッ!!
まあ落ち着いて！
検査の結果水田さんは自律神経失調症と診断されました
自律神経？
自律神経は内臓を動かす神経です自律神経失調症は精神の病気ではなく内臓の病気なんです

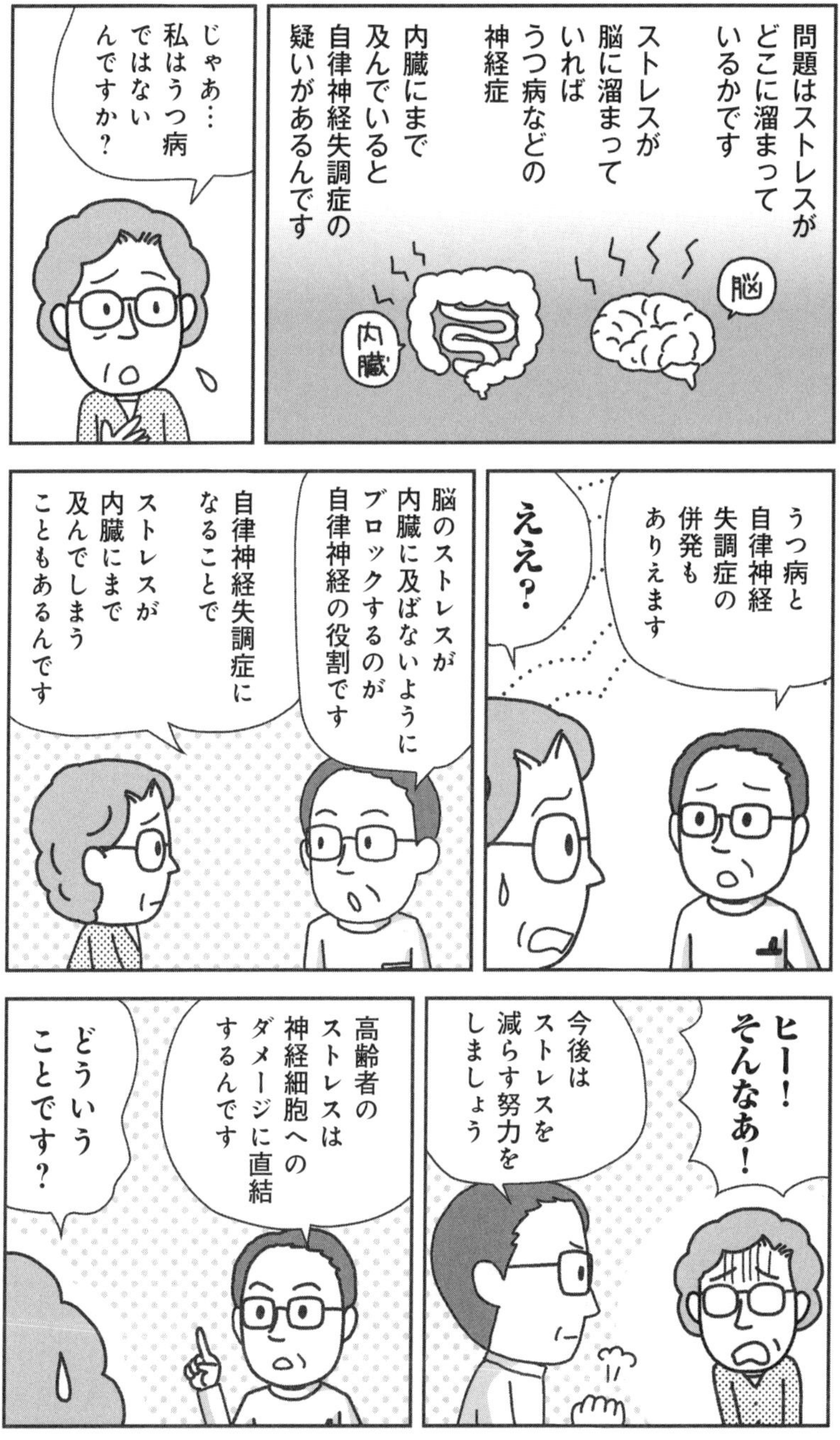
問題はストレスがどこに溜まっているかです
ストレスが脳に溜まっていればうつ病などの神経症
内臓にまで及んでいると自律神経失調症の疑いがあるんです
脳
内臓
じゃあ…私はうつ病ではないんですか?
うつ病と自律神経失調症の併発もありえます
ええ?
脳のストレスが内臓に及ばないようにブロックするのが自律神経の役割です
自律神経失調症になることでストレスが内臓にまで及んでしまうこともあるんです
ヒー!そんなあ!
今後はストレスを減らす努力をしましょう
高齢者のストレスは神経細胞へのダメージに直結するんです
どういうことです?

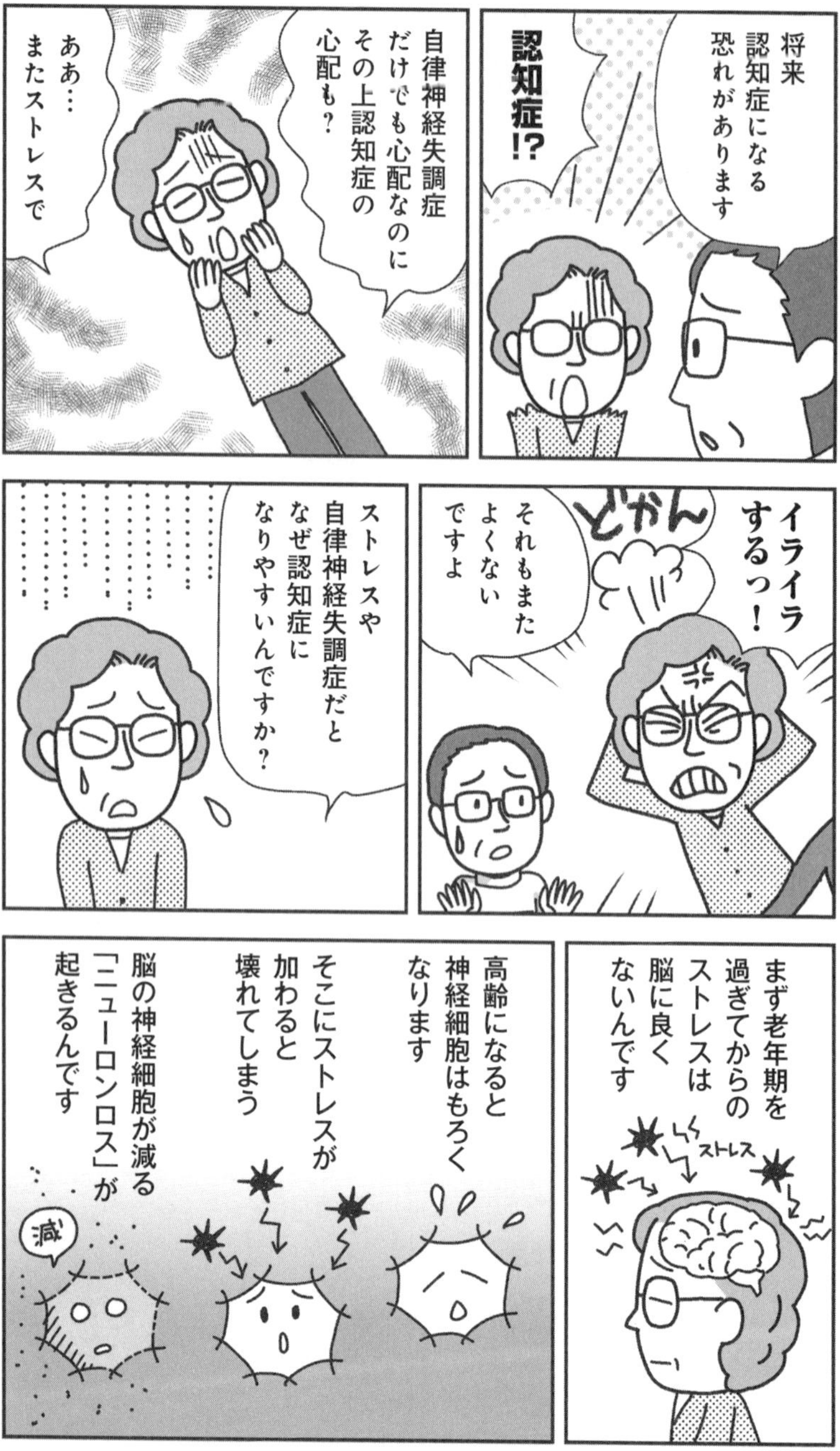

将来
認知症になる
恐れがあります
認知症!?
自律神経失調症
だけでも心配なのに
その上認知症の
心配も？
ああ…
またストレスで
イライラするっ！
どかん
それもまた
よくない
ですよ
ストレスや
自律神経失調症だと
なぜ認知症に
なりやすいんですか？
まず老年期を
過ぎてからの
ストレスは
脳に良く
ないんです
ストレス
高齢になると
神経細胞はもろく
なります
そこにストレスが
加わると
壊れてしまう
脳の神経細胞が減る
「ニューロンロス」が
起きるんです
減

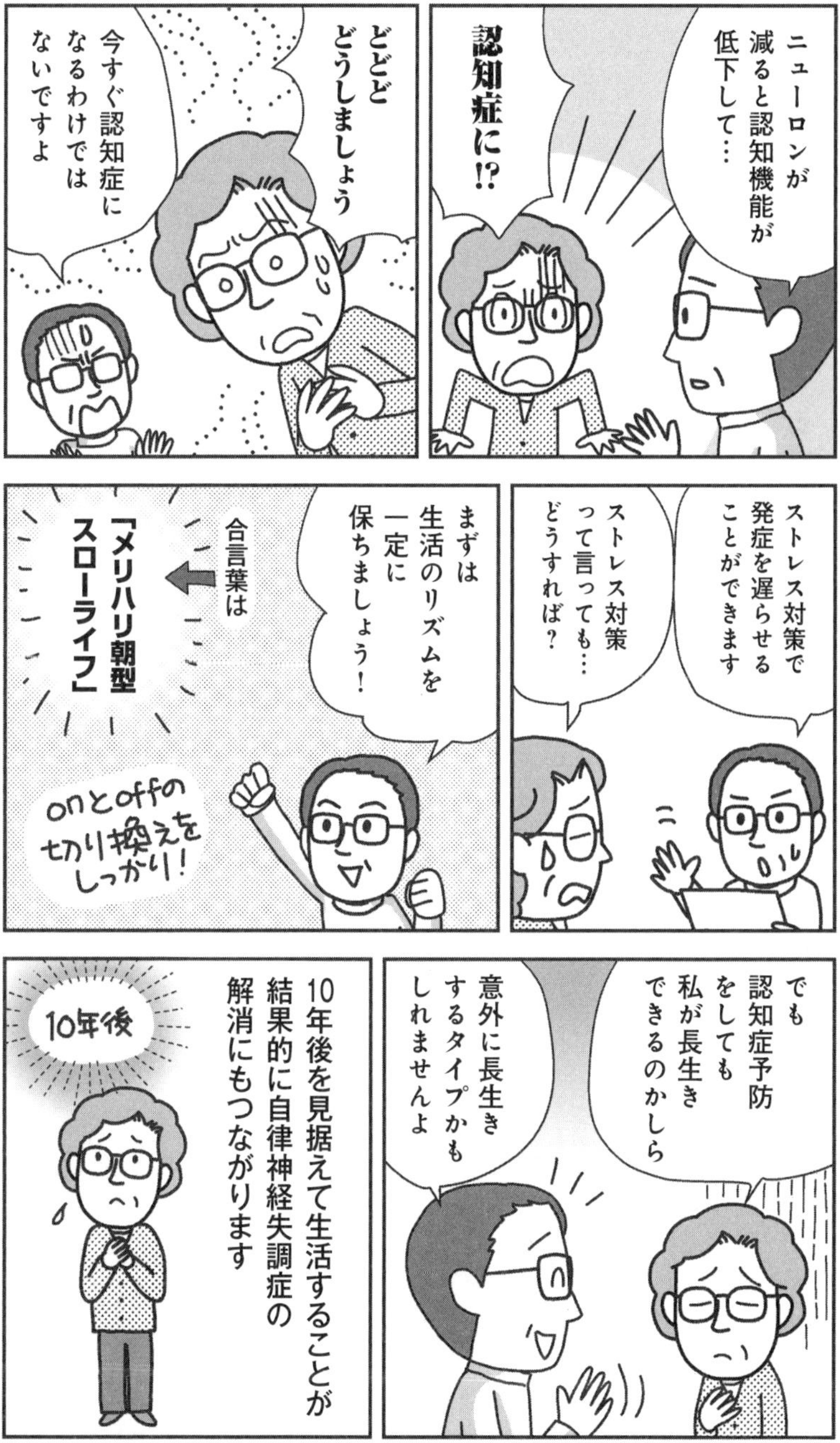
ニューロンが減ると認知機能が低下して…
認知症に!?
どどどどうしましょう
今すぐ認知症になるわけではないですよ
ストレス対策で発症を遅らせることができます
ストレス対策って言っても…どうすれば?
まずは生活のリズムを一定に保ちましょう!
合言葉は
「メリハリ朝型スローライフ」
onとoffの切り換えをしっかり!
でも認知症予防をしても私が長生きできるのかしら
意外に長生きするタイプかもしれませんよ
10年後を見据えて生活することが結果的に自律神経失調症の解消にもつながります
10年後

Now!

老年期のストレスは命を脅かす！

老年期（65〜74歳）に入ると、認知症予防は第2段階に入ります。**脳内に蓄積したアミロイドβが凶暴化し、周囲の神経細胞を壊し始める**のがこの時期です。

そろそろ物忘れが気になり始める人も出てくるでしょう。「もしかして認知症かも？」と不安になることもあるかもしれませんが、この段階ではまだアルツハイマー病の発症には至りません。たいていは「ど忘れ」で、ヒントをもらえれば思い出せることがほとんど。

ただ、加齢によって神経細胞は確実に減っています。

神経細胞は20歳ころから徐々に減少を始めますが、その減り方はなだらかです。

それが**老年期に入ると、急激に神経細胞の数が減り、脳の萎縮が始まる**のです。

その原因のひとつが、アミロイドβの攻撃です。

中年期にしっかりメタボ対策ができていれば、アミロイドβの蓄積量は少ないことが予想されます。ただし、安心はできません。この時期、アミロイドが凶暴になるからです。

メタボのケアが間に合わず、動脈硬化やガンなどの病気と闘っている人もいるでしょう。ひと昔前は、「動脈硬化になったらいつ突然死してもおかしくない」「ガンは不治の病」というイメージが強くありました。しかし、現在では、動脈硬化で命を奪われることは少なくなりました。また、多くのガンも早期に発見すれば、治る可能性が高い病気です。

私の患者さんのなかにも「先生、動脈硬化もあるし、今から生活習慣の改善なんかしたって長生きできないよ」なんてボヤく人もいます。けれど、往々にしてそんな弱音を吐いていた人ほど、動脈硬化を乗り越えて老後と言われる年代に入っていくものです。

病を得たあとの人生も、きっと長い。**病を克服したあとにも目を向け、備えを**

始めることが大切です。

なぜ老年期はストレスがいけないのか？

アミロイドβが凶暴化しはじめる老年期において、気をつけなければいけないのはストレスです。

ストレスを感じると、コルチゾールというストレスホルモンが分泌されます。コルチゾールは、脂肪の分解やタンパク質の代謝に必要なホルモンですが、**過剰に分泌されると神経細胞を壊してしまう**こともある、と言われています。

また、**強いストレスは、脳の前頭前野の機能にも悪影響**を与えます。前頭前野は、感情のコントロールや記憶、思考や創造性などを司る脳の中枢。ストレスは、前頭前野の神経細胞の活動を鈍らせることもわかっています。イライラして感情が爆発してしまったり、いつもはしないようなミスを連発したり、ストレスを抱えているときの自分は、どこか自分でなくなるように感じている人も多いかもしれませんが、それはあながち間違っていません。ストレスに脳の大事な部分をのっとられている、とも言えるのです。

特に、**老年期に入った神経細胞は、加齢によって弾力が低下**しています。古くなったゴムが少しの力で切れやすいように、老年期の神経細胞はストレスやアミロイドβの攻撃に対する防御力が弱まっているわけです。

さらに、強いストレスがかかり続けると、活性酸素が増えて細胞のガン化が促進されたり、動脈硬化が進んだりと、生活習慣病の悪化につながることも指摘されています。

若いころの苦労は買ってでもしろ、なんて言葉がありますが、老年期に入ったら苦労をしてはダメ。ストレスになるようなことは、お金を払ってでも遠ざけるのが正解です。

もうひとつ忘れてはいけないのは、ストレスが自律神経失調症を起こすということです。老年期の自律神経失調症は病気に直結すると考えてください。認知症も、そのうちのひとつです。

老年期の自律神経失調症で認知症に近づく!?

自律神経失調症は、心の病気と誤解されることもありますが、内臓疾患を引き起こす病気です。

実は、自律神経失調症は、老年期の動脈硬化、ガンなどの成人病を悪化させる大きな要因。さらには、**アミロイドβの凶暴化も促進し、神経細胞の減少スピードに拍車をかける**ことも考えられます。

なぜ自律神経失調症が、脳と体に大きな影響を与えるのか? 自律神経の役割から見ていきましょう。

自律神経は、交感神経と副交感神経の2種類からなる末梢神経です。

心臓の拍動、消化吸収、血液循環、発汗など、体が自動的に行ってくれていることはすべて自律神経のおかげ。ふたつの神経が内臓に対してそれぞれ正反対の働きかけを行いながら、生命維持のために24時間休みなく働いています。交感神経は外でアクティブに活動するときの戦闘モードの神経、副交感神経はリラックスするときの休息モードの神経、と考えるとイメージしやすいでしょう。

交感神経が優位になるのは、なにかあったら瞬時に反応できるように体を緊張させているときです。意識していなくても、体はストレスにさらされ、コルチゾールをはじめとしたストレス物質も大量に分泌されています。また、戦闘モードでいるときの体は、エンジンをふかしっぱなしにしている車のようなもの。体は大量に酸素を消費し、活性酸素というゴミもまた大量に排出します。

本来であれば、**交感神経が働いて出したストレス物質や活性酸素などのゴミは、副交感神経がきれいに掃除してくれる**のですが、ふたつのバランスが崩れるとゴミの処理にも問題が発生。体がサビやすくなり、老化が進んでしまいます。このゴミの中には、アミロイドも含まれます。「老年期の自律神経失調症で、脳にゴミが溜まる」と心得てください。

また、自律神経がうまく働かなくなると、動悸が治まらなくなったり、暑くもないのに汗が噴き出したり、消化不良を起こして下痢や便秘が続いたりと、さまざまな不調もあらわれます。

さらに、自律神経自身も、年を重ねるにつれて老化していきます。特に**副交感神経の働きは加齢とともに低下しやすい**と言われています。

ただでさえ交感神経優位になりやすい老年期に、ストレスが加わればどうなるでしょう。

老廃物の排出が滞り、有害物質を含んだ血液が全身を巡って、内臓の機能はどんどん低下し、脳内はゴミだらけに。老化が加速することで、さらにストレスが強まる。こんな悪循環に陥らないように、注意しなければなりません。

脳と自律神経の関係

脳もまた、自律神経にコントロールされている臓器のひとつです。

同時に、脳は自律神経の司令本部でもあります。自律神経の出発点は、脳の視床下部にあるのです。そのため、**脳と自律神経の関わりはとても密接。お互いに影響しあって働いています**。自律神経のバランスが乱れれば、神経ホルモンの分泌にも影響が出ます。また、ストレスや食生活の乱れなどで神経ホルモンの分泌が低下したり、過剰になったりすれば、自律神経の働きも悪化します。

だからこそ、脳の機能を守るためには自律神経を乱さないことが大切。そして加齢とともに弱っていく自律神経をいたわり、整え、鍛えていく必要があります。

自律神経の大敵はなんと言ってもストレスです。また、不摂生や睡眠不足、喫煙や過度の飲酒も自律神経を乱す原因となります。

Now!

ストレス度をチェックして自律神経を鍛えよう！

特に老年期においては、自身のストレスの程度を調べて認知症の予防に役立てることが大切です。次のページのセルフチェックでストレスの大きさをとらえる以外に、自律神経を調べる方法もあります。私のクリニックでは、「心拍変動パワースペクトル解析」という検査で、自律神経の調子を診断しています。

これは、心臓の動きを計測し、そこから心拍を司る交感神経と副交感神経の強さを逆算して数値化するもの。**ストレスの大きさを自律神経から調べて数値化することは、**対策を立てるうえでも有効。神経細胞のダメージも推定できます。

心拍変動パワースペクトル解析を行うと、動悸やふらつきなどの不調が精神的不安によるものなのか、自律神経によるものなのかがわかります。神経内科など

ストレス度　セルフチェック

□ 疲れやだるさを感じることがよくある
□ 食欲がないことが多い
□ 物忘れが気になる
□ 寝つきが悪い、朝起きるのがつらい
□ 夜型
□ イライラしたり、些細なことで怒ることが多い
□ 気分が憂うつで、何もしたくないことが多い
□ 趣味や遊び、旅行などに出かける回数が少ない
□ 頭痛や頭重、めまい、ふらつきを感じることが多い
□ 動悸がしたり、脈が速いことがある

➔ 3 項目以上当てはまる場合、ストレスが大きく、脳を含めた内臓にも負担がかかっている状態です。

で調べることができるので、動悸やほてり、めまい、ふらつきなどの不調がある人はかかりつけ医に相談してみるといいでしょう。

自律神経を鍛えるためには、昔ながらの日本人の生活、**スローライフに回帰しましょう**。

まず、基本となるのは朝型生活！朝、太陽の光を浴びて起き、夜は日付が変わる前に眠りましょう。ぐっすり眠っているときには、副交感神経が働いて、活性酸素やアミロイドβの排出も進みます。

運動も効果的です。体を動かすと「幸せホルモン」の異名をとるセロトニンや、やる気をアップするドーパミンの分泌が盛んになり、気持ちが明るく前向きになります。激しいスポーツをする必要はありません。ゆったり散歩するだけでも十分！　季節の変化を楽しみながら、新しいお店を探して寄り道しながら、家族や友だちとおしゃべりをしながら、**ニコニコ楽しく散歩しましょう**。ストレスだけでなく、内臓脂肪も減っていきます。

メリハリのある生活を送れば、自然と交感神経、副交感神経もバランスよく切り替わり、体の調子も整います。「時間ができたらやってみたい」と思っていたことがあるなら、今こそどんどんやるべきです。温泉に出かけたり、楽器を始めたり、家庭菜園や庭いじりを楽しんだり、時間に追われない暮らしを楽しみましょう。

そして、**老年期に入ったら、嫌なことはしない**こと。嫌なら嫌とズケズケと言ってしまえばいいのです。言いたいことは我慢せずに言って、大笑いして、屈託なく過ごすことが、認知症の予防にもつながります。

まとめ

老年期はストレス対策

メリハリ朝型スローライフ

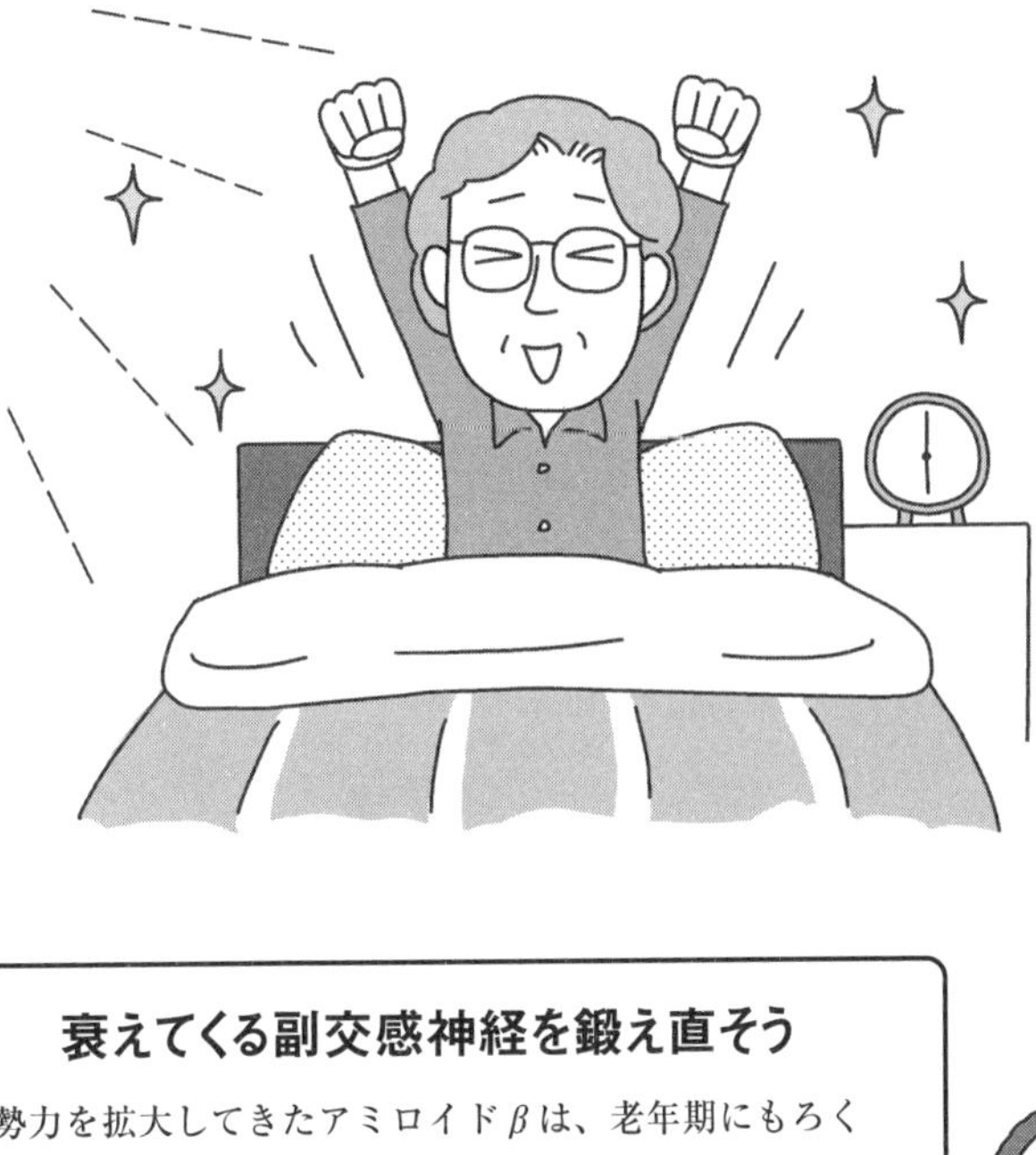

衰えてくる副交感神経を鍛え直そう

勢力を拡大してきたアミロイドβは、老年期にもろくなってきた神経細胞を虎視眈々と狙っています。そんな状況下でストレスが加われば、さらに神経細胞は壊れやすくなります。神経細胞を守るには、ストレスを減らし、自律神経を整える生活が肝心！ 早寝早起きして好きなことを楽しみ、ニコニコ笑って過ごすことを心がけてください。

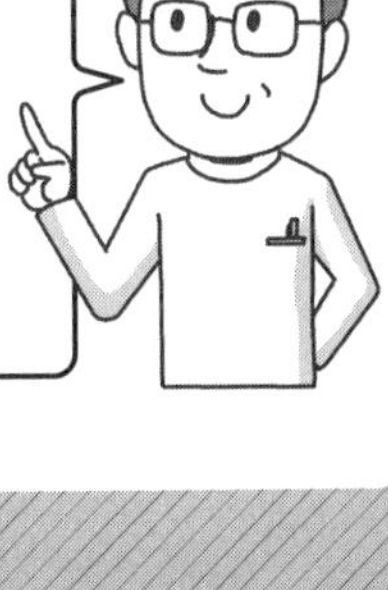

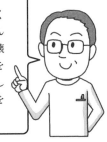

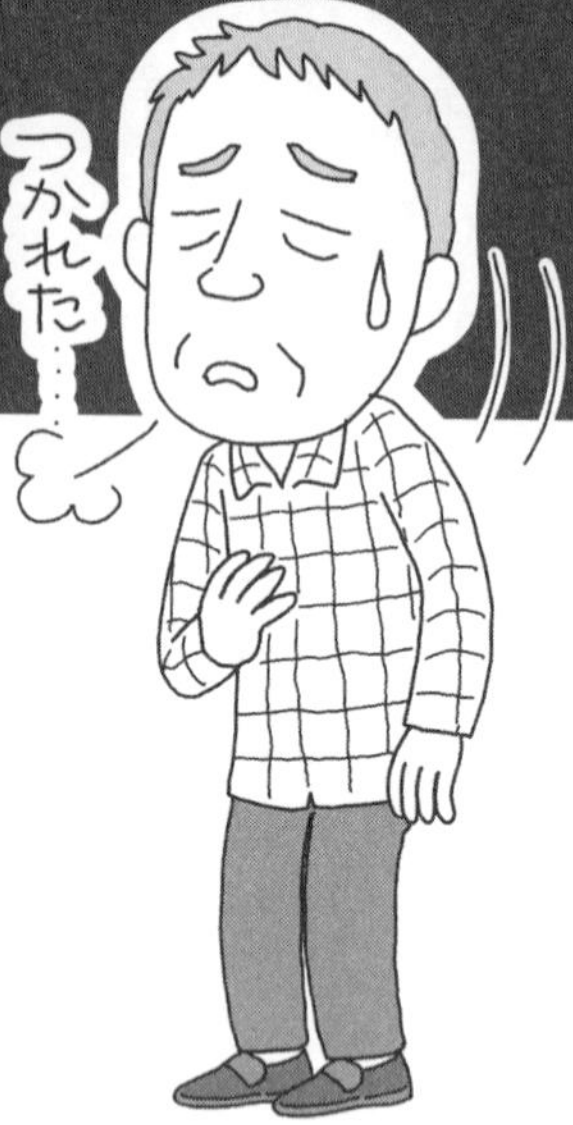

藤本さん　82歳（男性）

身長 163cm　体重 48kg

まっすぐ歩けないため、脳梗塞にならないか不安を抱えている。以前は仲間といっしょにシルバーボランティアに活発に参加していたが、最近は転ぶことが心配で外出の機会も減少中。神経内科的には特別な異常はないが、握力が右19kg・左17kgと低下し、体重も徐々に減ってきている。

第4章

老後期は、好きなものを好きなだけ!

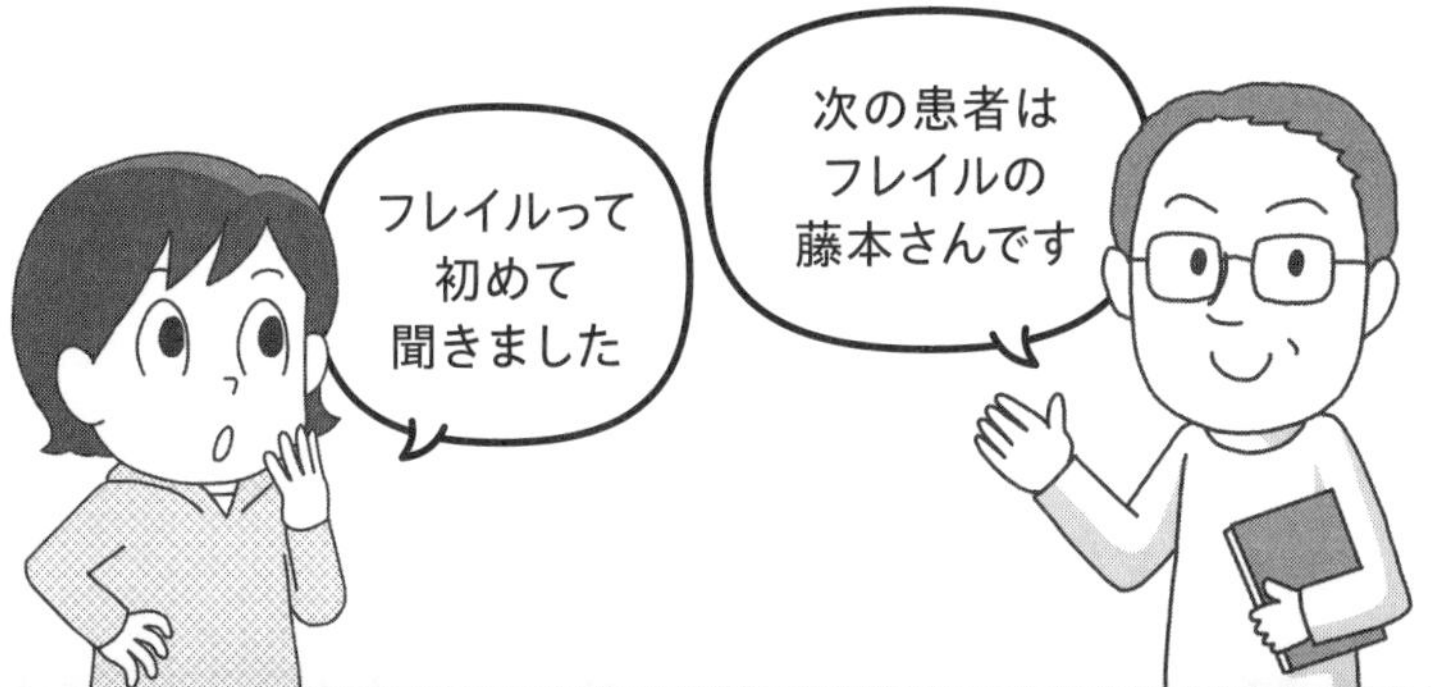
フレイルって
初めて
聞きました
次の患者は
フレイルの
藤本さんです

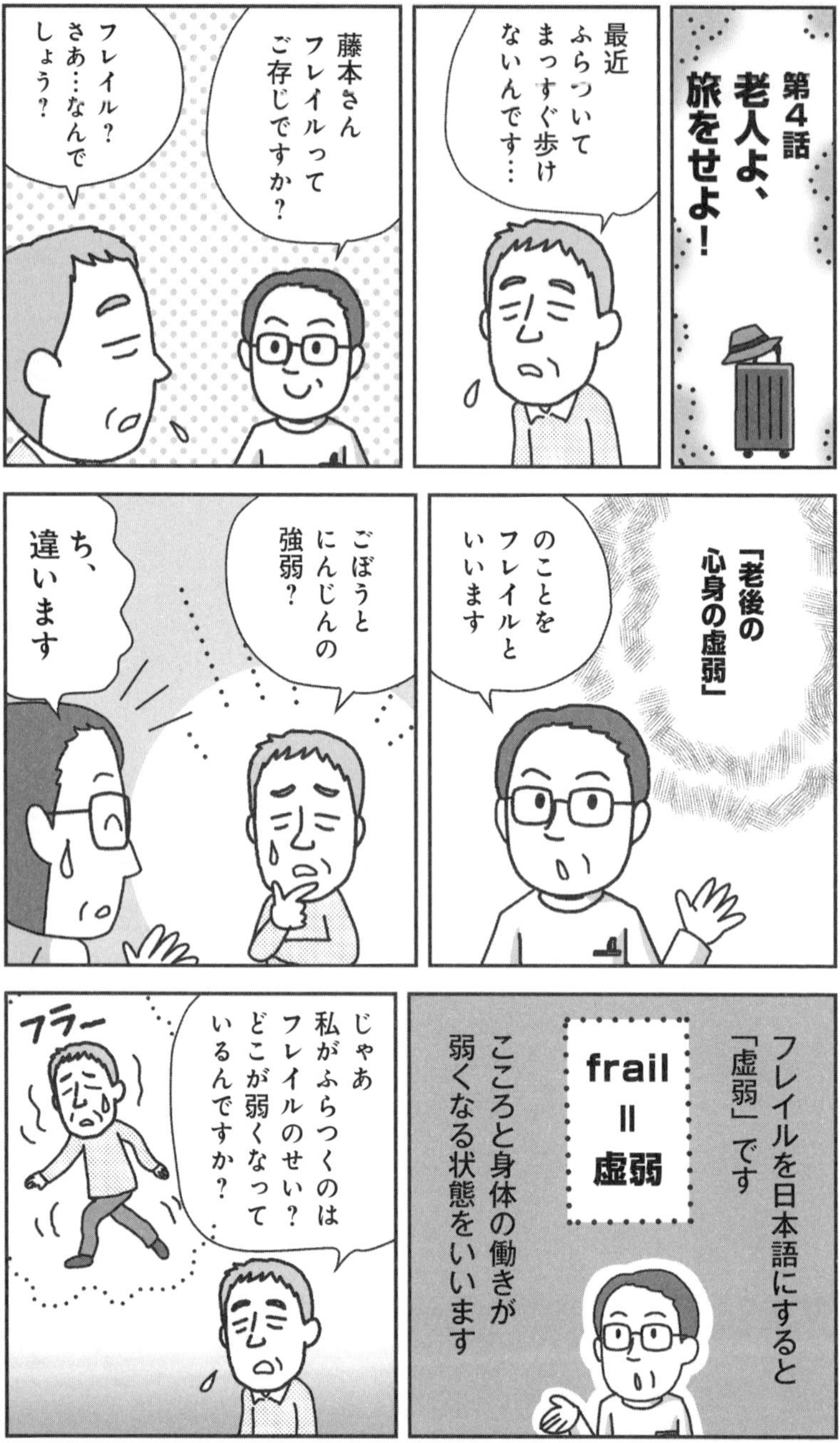

第4話 老人よ、旅をせよ!
最近ふらついてまっすぐ歩けないんです…
藤本さんフレイルってご存じですか?
フレイル? さあ…なんでしょう?
「老後の心身の虚弱」
のことをフレイルといいます
ごぼうとにんじんの強弱?
ち、違います
フレイルを日本語にすると「虚弱」です
frail = 虚弱
こころと身体の働きが弱くなる状態をいいます
フラ〜
じゃあ私がふらつくのはフレイルのせい? どこが弱くなっているんですか?

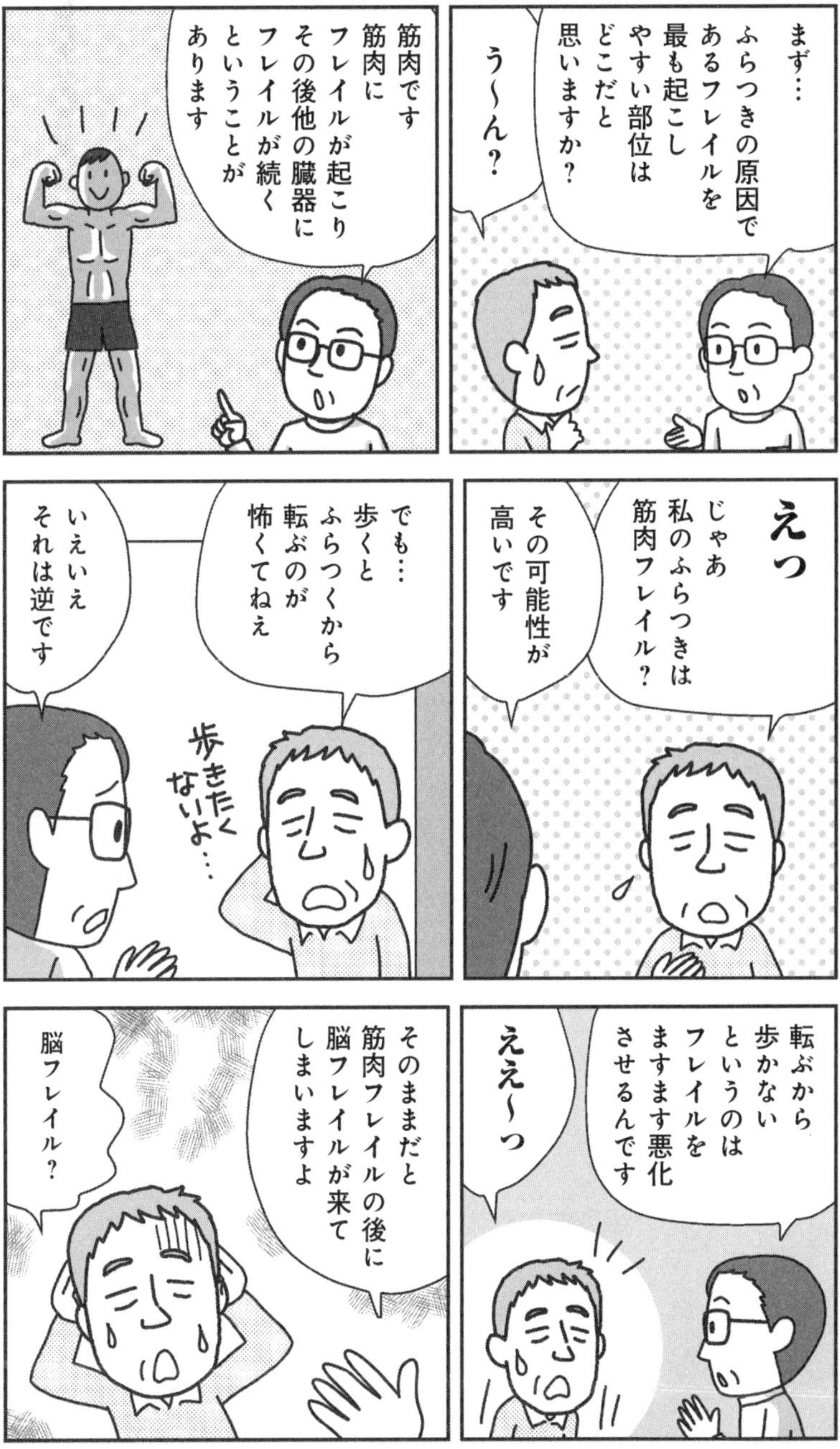
まず…ふらつきの原因であるフレイルを最も起こしやすい部位はどこだと思いますか?
う〜ん?
筋肉です
筋肉にフレイルが起こりその後他の臓器にフレイルが続くということがあります
えっ
じゃあ私のふらつきは筋肉フレイル?
その可能性が高いです
でも…歩くとふらつくから転ぶのが怖くてねえ
歩きたくないよ…
いえいえそれは逆です
転ぶから歩かないというのはフレイルをますます悪化させるんです
ええ〜っ
そのままだと筋肉フレイルの後に脳フレイルが来てしまいますよ
脳フレイル?

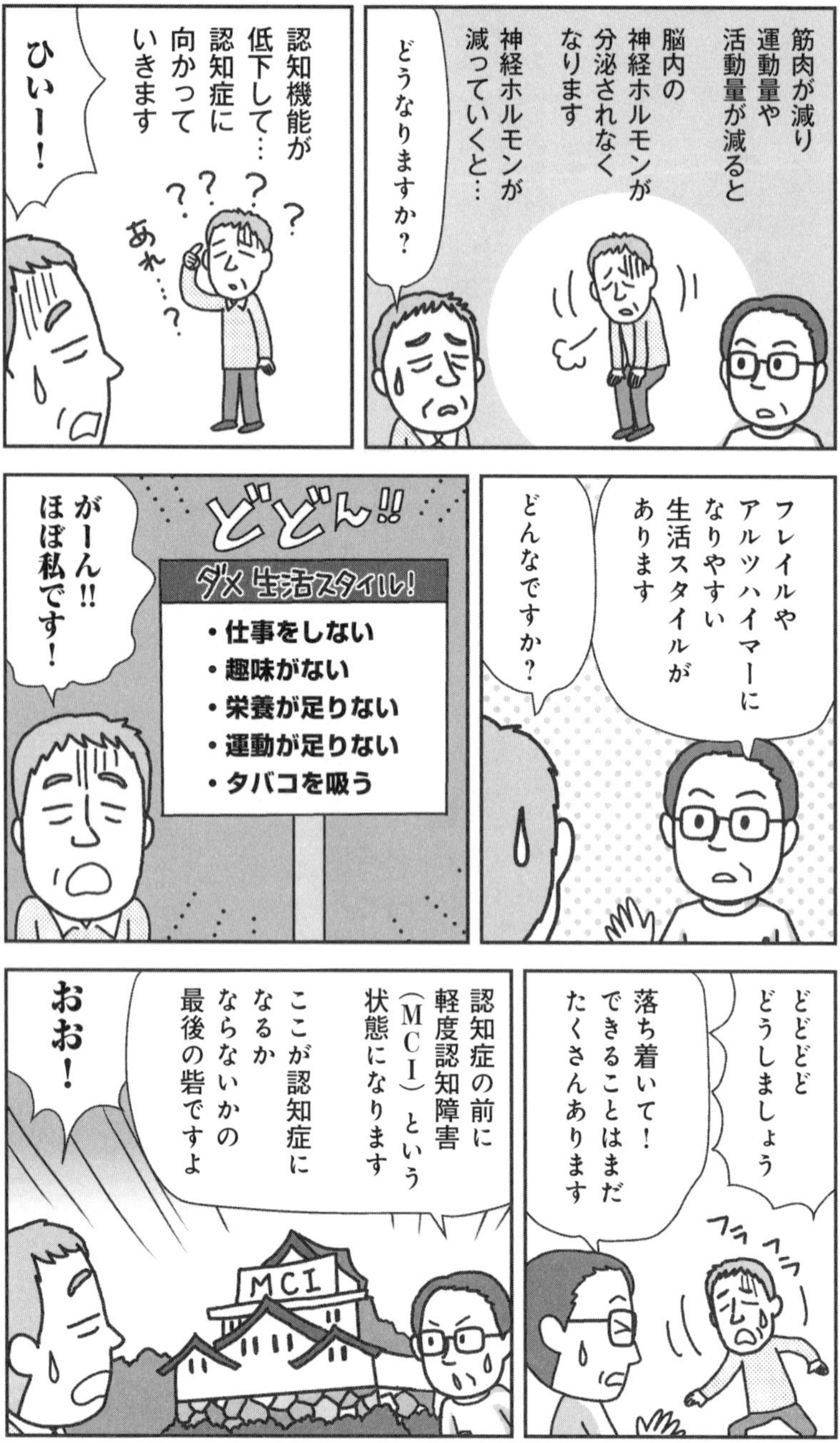
筋肉が減り
運動量や
活動量が減ると
脳内の
神経ホルモンが
分泌されなく
なります
神経ホルモンが
減っていくと…
どうなりますか？
認知機能が
低下して…
認知症に
向かって
いきます
あれ…？
？？？？
ひいーー！
フレイルや
アルツハイマーに
なりやすい
生活スタイルが
あります
どんなですか？
どどん!!
ダメ生活スタイル！
・仕事をしない
・趣味がない
・栄養が足りない
・運動が足りない
・タバコを吸う
がーん!!
ほぼ私です！
どどどど
どうしましょう
フラフラ
落ち着いて！
できることはまだ
たくさんあります
認知症の前に
軽度認知障害
（MCI）という
状態になります
ここが認知症に
なるか
ならないかの
最後の砦ですよ
MCI
おお！

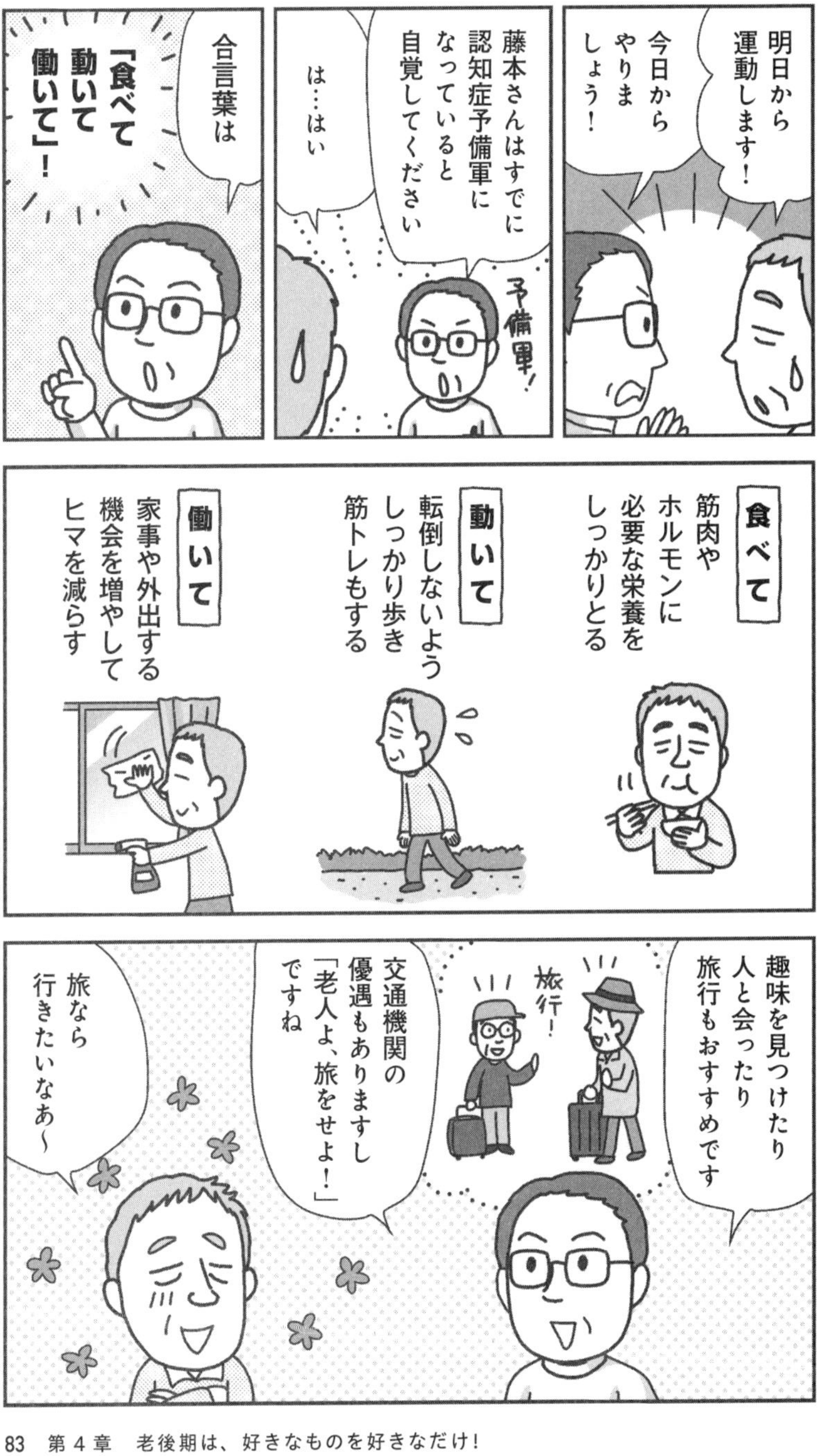
明日から運動します！
今日からやりましょう！
藤本さんはすでに認知症予備軍になっていると自覚してください
予備軍！
は…はい
合言葉は
「食べて動いて働いて」！
食べて
筋肉やホルモンに必要な栄養をしっかりとる
動いて
転倒しないようしっかり歩き筋トレもする
働いて
家事や外出する機会を増やしてヒマを減らす
趣味を見つけたり人と会ったり旅行もおすすめです
旅行！
交通機関の優遇もありますし「老人よ、旅をせよ！」ですね
旅なら行きたいなあ〜

Now!

老後期はフレイル対策に舵を切る！

75歳以降は、認知症好発期。20年かけてじわじわと脳内に攻め込んできたアミロイドβが、いよいよ神経細胞を打ち負かしてしまうかもしれないという瀬戸際です。老後期に入ったら、認知症予防は最終局面です。これまでの対策とは180度方向転換し、老後の体に合わせたケアを意識しなければなりません。

この時期に入ると、**内臓脂肪もアミロイドβももうそれ以上増えません。動脈硬化がある人も、症状の悪化を心配する必要がなくなります。**老年期までの動脈硬化は、血管のなかにやわらかなおかゆ状のデコボコがいくつもできている状態で、これがいつ膨らんで破裂するかわからない、というリスクを抱えていました。ところが、老後期に入ると、おかゆ状だったものがカサブタのように固まって安定します。こうなれば、動脈硬化による突然死を気にして、降圧剤を飲んだり、食事制限をしたりする意味はあまりありません。

なぜこんな大変化が起きるのか。その原因が「フレイル」です。**フレイルとは、高齢期の心身の虚弱化**を指す医学用語。食が細くなり、出歩かなくなって運動や活動が減り、人と会うことも少なくなる……。

加齢によって食の好みやライフスタイルが変わっていくのは自然なことですが、その自然にまかせていると体のなかでは栄養失調、血流低下、筋肉量の減少など、さまざまなものが不足する事態が起こり始めます。

なぜ老後期はフレイルがいけないのか？

これまでは体のなかに余分なものが増え、余ることがリスクでした。アミロイドβも内臓脂肪も活性酸素も、体のなかに余ってゴミとなり、やがて腐って病気を起こすという点では共通する同じ穴のムジナです。

ところが、老後期に入ると一転、余ることではなく、**体内でいろいろなものが足りなくなることがリスク**になります。栄養が足りないから内臓脂肪は増えるどころか、勝手に減っていきます。内臓脂肪といっしょに増えていくアミロイドβの増殖も頭打ち。

それならば、動脈硬化も認知症も、そのほかの生活習慣病だって気にすることはなくなるかというと、そうは問屋がおろしません。

まず、**食事量が減り、運動量が減れば、筋肉量に影響が出ます**。

筋肉は使わなければ、衰えます。さらに、食事で筋肉の材料となるタンパク質をしっかりとらなければ、運動をしても筋肉は増えません。筋肉が衰えれば、少し歩いただけでも疲れてしまって、家にひきこもりがちに。ますます活動量が低下する悪循環に陥ります。そのうえ、筋肉が減ると腰痛や関節痛なども出やすくなります。病気で手術を受けることになった場合の耐性も落ち、寝たきりのリスクも高まります。

フレイルになると、血流も足りなくなります。脳への血流も例外ではありません。栄養は血液に乗って細胞に運ばれていきます。つまり、脳の血流が低下すると、神経細胞まで栄養が届かず、餓死させてしまうことにつながるわけです。また、**神経ホルモンの主原料はタンパク質（アミノ酸）なので、栄養失調に陥ると神経ホルモンが作れなくなってしまいます。**

こうなると脳の情報伝達もままならなくなり、次第に物忘れが目立つようになっていきます。**認知症の手前である軽度認知障害（MCI）と言われる状態**です。ＭＣＩは認知症ではありませんが、そのまま放置すれば２～３年以内に認知症へと進行します。

認知症の原因を作るのは、約20年もかけて溜まってきたアミロイドβですが、最後に引き金を引くのはフレイルです。人生１００年時代と言われる今、たいていの人は老後期を迎えます。幸せに年を重ね、最後まで自分らしく生きるためには、フレイルとの戦いは避けては通れない、と言えるでしょう。

Now!

体の潮目を読んでシフトチェンジ！

中年期はメタボを警戒し、栄養過多に気をつけてきました。老年期は、メタボに加え、ストレスによって自律神経や神経細胞が弱らないようにと意識を向けました。老後期はもう一段、さらなるシフトチェンジが必要です。

フレイルによる「不足」に目を向け、**足りないものをじゃんじゃん補っていくべき世代**となるのです。

ここで重要となるのが、フレイル対策に舵を切るタイミングです。特に食事の面では、メタボ対策とフレイル対策は真逆！　これまで健康によいとされてきたことが、かえってフレイルを加速させるようなことも起こり得ます。気づかないうちにフレイルに陥っていないか、次のページでチェックしてみましょう。

筋フレイル　セルフチェック

□ 半年で2kg以上体重が減った
□ 疲労感で、何をするのも面倒だと感じることが多い
□ 歩行速度が2.25km/時間（5mを約8秒）未満
□ 握力が、男性26Kg・女性18Kg以下
□ 定期的に運動や散歩をしなくなった
□ 老人姿勢である（猫背・膝曲げ・へっぴり腰・胸のくぼみなど）
□ 片足で10秒以上立っていられない

➔ 3項目以上当てはまる場合、筋フレイルの可能性大!

脳（神経ホルモン）フレイル　セルフチェック

□ 物忘れがひどいと感じている
□ よくイライラ・カッカする
□ 何かやろうという意欲があまりない
□ 一日に一度も外出しない日がかなりある
□ ひまで仕方がない、日課がない

➔ 3項目以上当てはまる場合、脳フレイルの可能性大!

Now!

日課のある毎日がアミロイドβを抑える

20世紀末のアメリカで、ある修道院の修道女たちの協力のもと、認知症を解明するプロジェクト「ナン・スタディ（修道女研究）」が行われました。

高齢で亡くなった修道女の脳を解剖・分析したこの研究では、多くの修道女の脳にかなりの量のアミロイドβが溜まっていることが確認されました。しかし、**彼女たちの3分の1には、認知症の症状は見られなかった**のです。脳が萎縮し、アミロイドβの沈着による「老人斑」があちこちにできていた修道女のなかにも、亡くなるまで正常な知的能力を維持し続けた人もいました。

この研究が示すのは、**多量のアミロイドβが蓄積してしまったとしても、脳がその攻撃を抑え込めれば、アルツハイマー病の発症は防げる**、という可能性です。

修道女たちの毎日は規則正しく、その仕事は決められた日課に沿って行われます。喫煙や過度な飲酒、暴食はせず、日々、神と対話する祈りの時間を持ち、奉仕活動に従事します。こうした生活では、自律神経は乱れにくく、ストレスもたまりにくいことが想像されます。修道院での共同生活では、高齢になっても孤独になることはないでしょう。修道女同士、また奉仕活動のなかで地域の人との交流を持ち、いくつになっても人のために働けることに喜びを感じていた人も多いはずです。

老後期に入れば、蓄積量の差はあれ、誰の頭の中にもアミロイドβはいます。アミロイドβが少なくても、ストレス、栄養不足、無感動な引きこもり生活を送っていれば、おそらく認知症の発症リスクは跳ね上がるでしょう。反対に、アミロイドβが多くてもおとなしくしていれば無害だし、神経細胞が丈夫なら攻撃にも耐えられます。よく寝てよく食べ、よく動き、趣味や家事、仕事と**ハツラツとした毎日を送れていれば、認知症は発症しにくくなる**のです。

おそらく修道女たちの頭の中のアミロイドβは、おとなしくしていたのでしょう。そのような生活スタイルを築くことが、老後の課題といえます。

Now!

無理なくフレイル予防ができる生活の心得

「渡辺式認知症ケアシステム」では、楽しみながらできるフレイル予防として3つの柱を立てています。題して**「食べて、動いて、働いて！」**。食事、運動、生活のハリの3つの観点から、フレイル予防の生活改善に取り組みましょう。

糖も脂もＯＫ！　好きなものを食べよう

フレイルの発端は、栄養不足。体の多くの部位が老朽化していくため、それを修繕するためにどんどん栄養分を投下しなければなりません。その一方で、胃腸の働きが弱って胃もたれしやすくなったり、咀嚼力が衰えてかみごたえのあるものが苦手になったりと、「食べたくても食べられない」という悩みも出てくるのが、老後期です。

1回の食事は少なめでも、肉や魚、卵など**栄養価の高い食材を積極的に取り入れ、カロリーアップをめざしましょう**。やわらかく煮たり、少しとろみをつけたりすると、食べやすさがぐんとアップします。これまでは控えめにしてきた肉の脂身、乳脂肪なども気にせず食べてOK！　焼きいもやバナナ、小さなおにぎりなど、栄養のあるものをおやつとして食べるのもいいでしょう。

1日3000歩以上歩こう

フレイルが起こると、筋肉の衰えが顕著になります。89ページの「筋フレイルセルフチェック」の項目のなかでも、特に歩行速度は健康寿命を延ばすためにも大事なポイントです。5mを歩くのに8秒以上かかると、たとえば青信号の間に横断歩道を渡りきれなくなるなど、日常生活にも支障が出ます。

筋肉は何歳からでも鍛えられます。そして**歩くことは、最も負荷の小さなトレー**

ニングのひとつです。毎日3000歩の散歩を日課にしましょう。一歩一歩を踏みしめながら歩けば、脳内にはドーパミンが分泌され、意欲も湧いてきます。

ワクワクする予定を入れよう

「これをしてはいけない」「これを食べてはいけない」というしばりは、老後期には必要ありません。無気力、無感動な生活は、脳にとっても刺激なし。

「仕事を辞めたら、どうやって時間を潰したらいいかわからない」

「やることもないし、ずっとテレビを見て過ごしてます」

こんなことではフレイル一直線！　進んで認知症を招き入れているようなものです。買い物、友人との食事やお茶、旅行、楽しみな予定をどんどん入れましょう。また、家族や地域のために、自分の得意な分野で「働く」のもおすすめです。仕事や家事で培ってきた知識や技術を生かして人に喜ばれることをすると、脳も活性化します。**老後は止まってはダメ。老後こそ活発に動きましょう。**

まとめ

老後期はフレイル対策！

食べて、動いて、働いて！

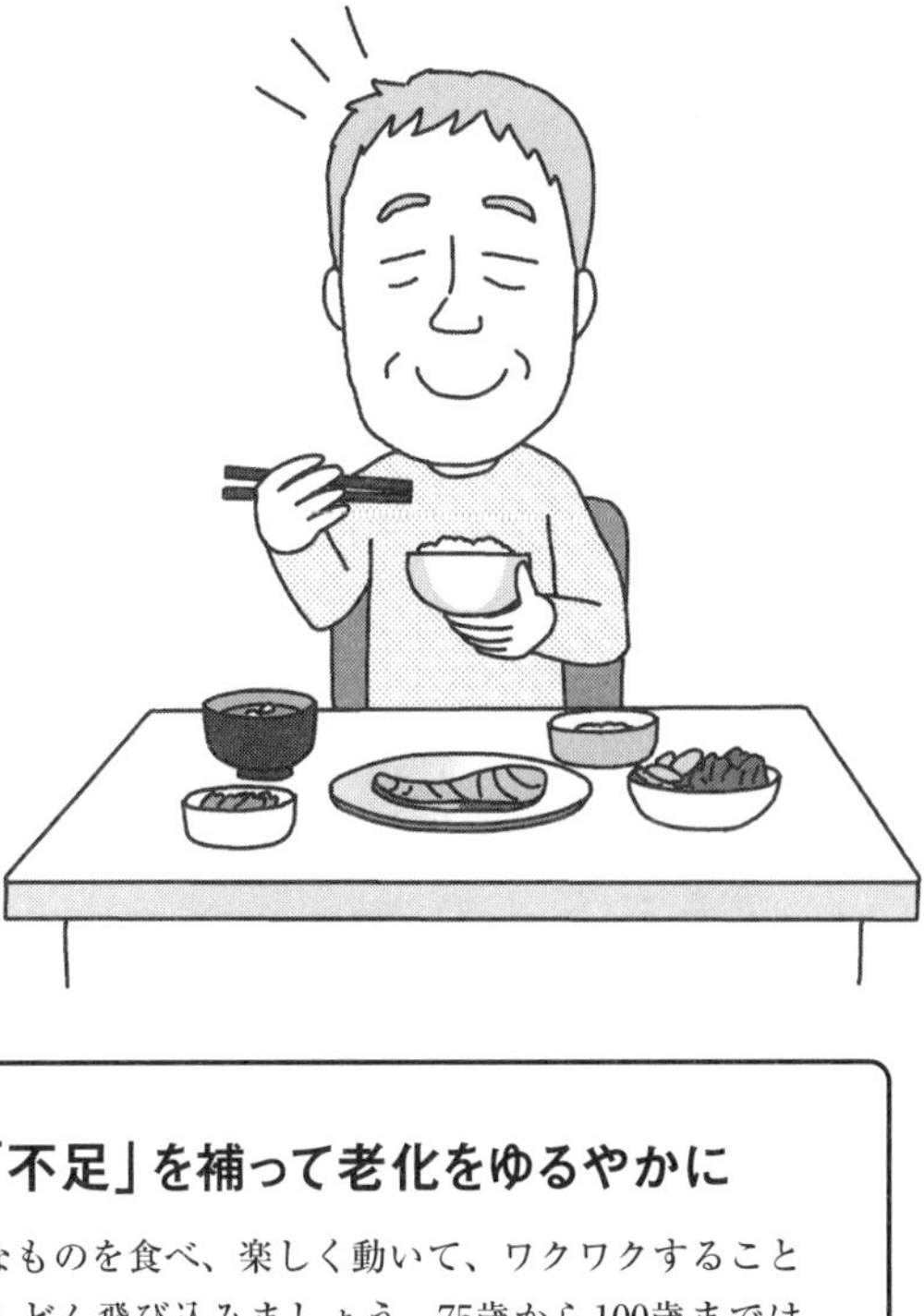

「不足」を補って老化をゆるやかに

好きなものを食べ、楽しく動いて、ワクワクすることにどんどん飛び込みましょう。75歳から100歳までは25年間。老後といっても、まだたっぷり人生を楽しむ時間はあるはずです。「もう年だから」なんて遠慮していてはダメ！　フレイル対策で、老化をゆるやかにし、健康寿命を延ばし、迫り来る認知症から逃げましょう。

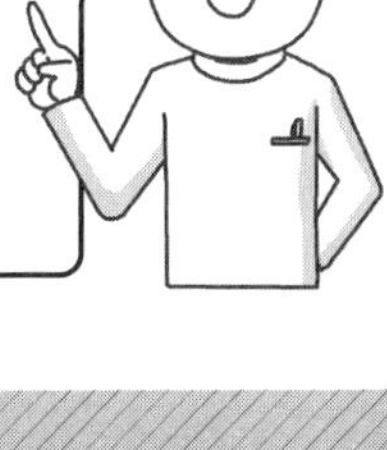

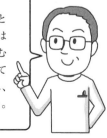

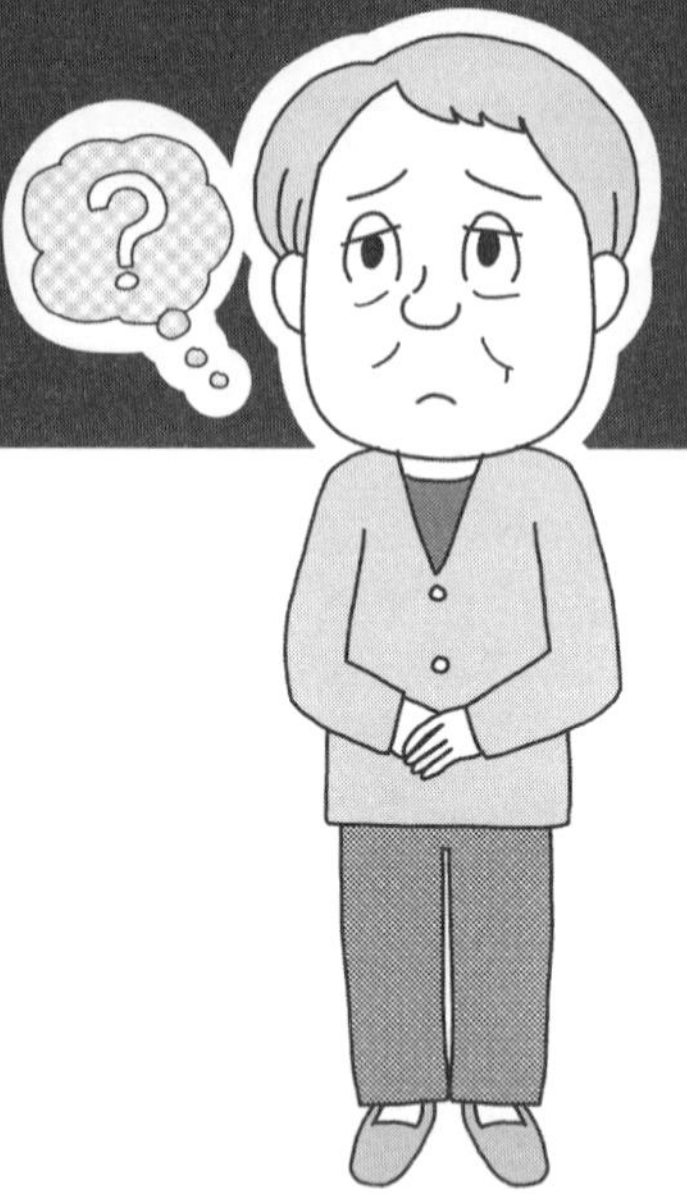

林さん　83歳（女性）

身長 151cm　　体重 39kg

1年ほど前から物忘れが目立ってきて、心配する娘の言葉にもイライラしてしまう。以前は地域の歌声クラブで楽しく活動していたが、最近は友人との約束をすっぽかすことも増える。物忘れの自覚はあるものの、ボケたとは思っていない。料理をする機会が減り、食事はスーパーのお弁当が多い。

第5章

発症後は、知能より意欲!

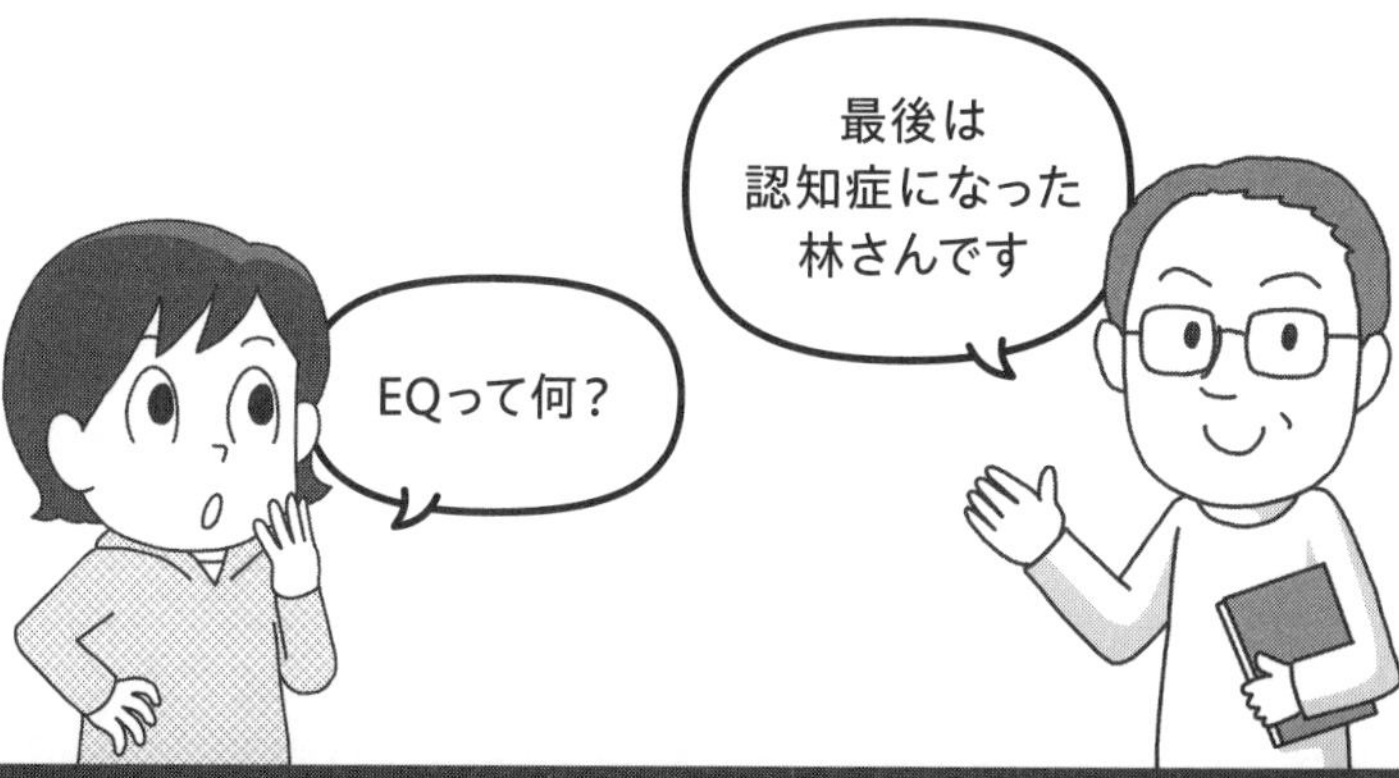
最後は
認知症になった
林さんです
EQって何?

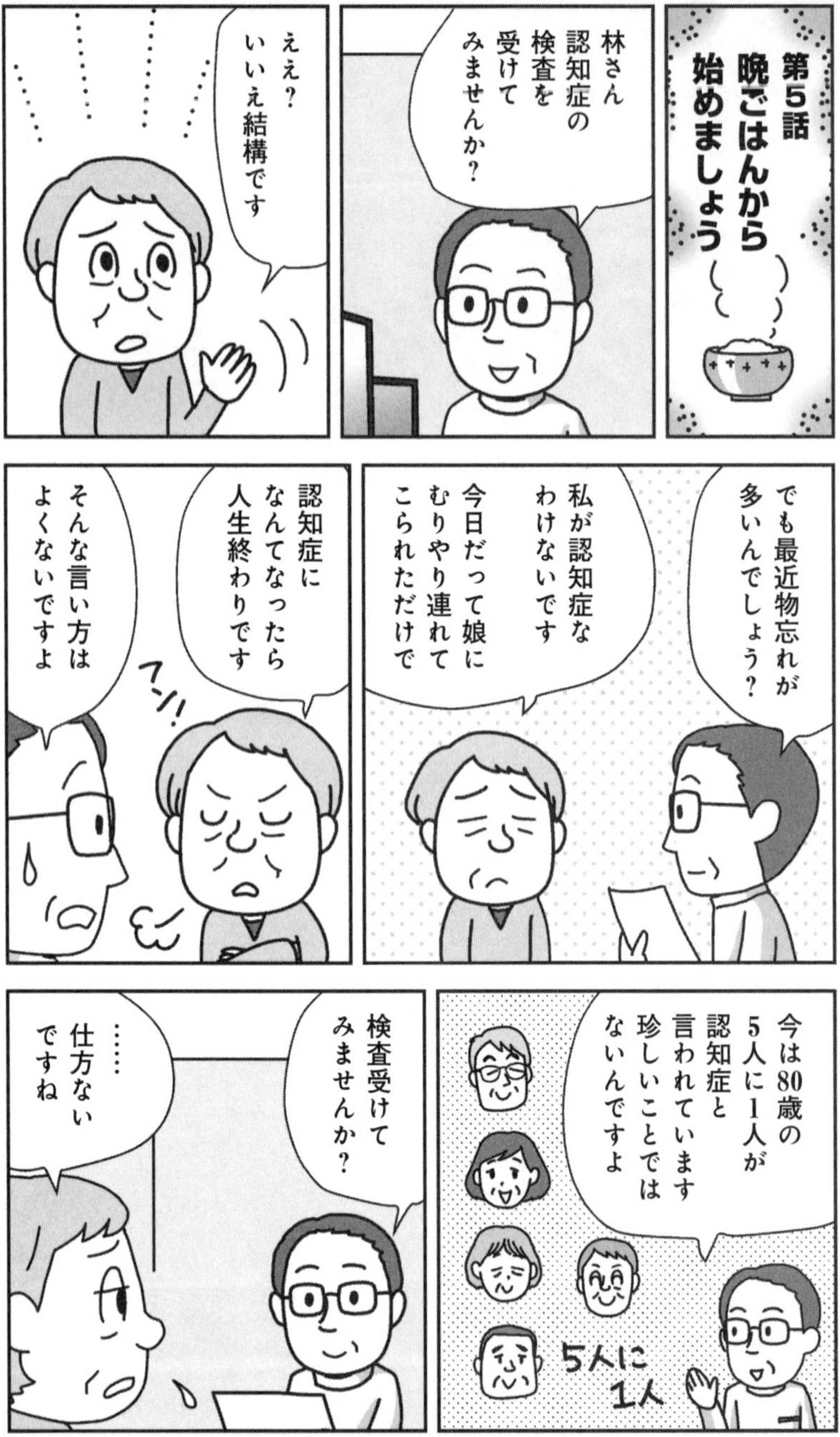
第5話
晩ごはんから始めましょう
林さん認知症の検査を受けてみませんか?
ええ? いいえ結構です
でも最近物忘れが多いんでしょう?
私が認知症なわけないです
今日だって娘にむりやり連れてこられただけで
認知症になんてなったら人生終わりです
フン!!
そんな言い方はよくないですよ
今は80歳の5人に1人が認知症と言われています
珍しいことではないんですよ
5人に1人
検査受けてみませんか?
……仕方ないですね

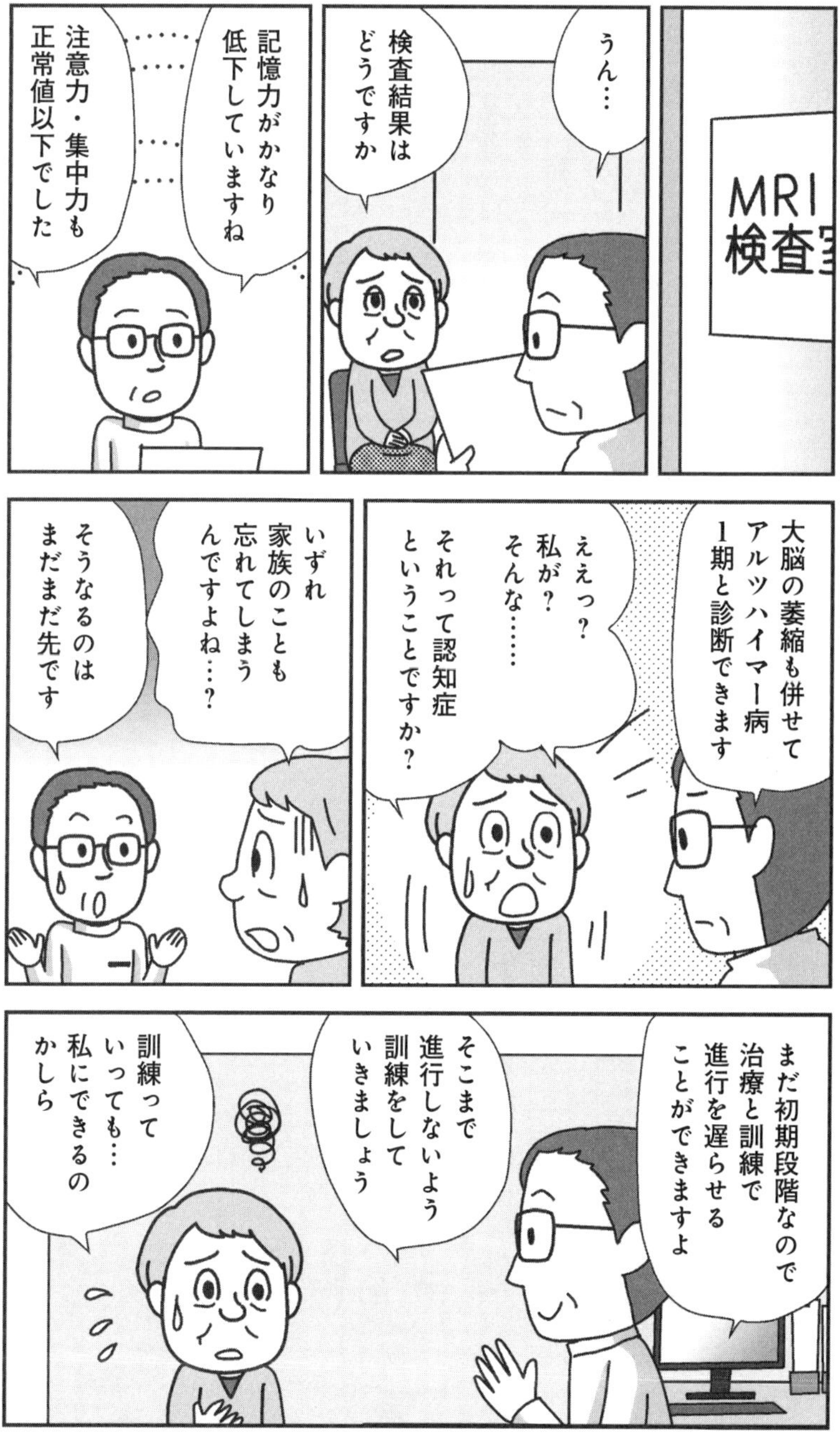
MRI
検査
うん…
検査結果はどうですか
記憶力がかなり低下していますね
注意力・集中力も正常値以下でした
大脳の萎縮も併せてアルツハイマー病1期と診断できます
ええっ？私が？そんな……
それって認知症ということですか？
いずれ家族のことも忘れてしまうんですよね…？
そうなるのはまだまだ先です
まだ初期段階なので治療と訓練で進行を遅らせることができますよ
そこまで進行しないよう訓練をしていきましょう
訓練っていっても…私にできるのかしら

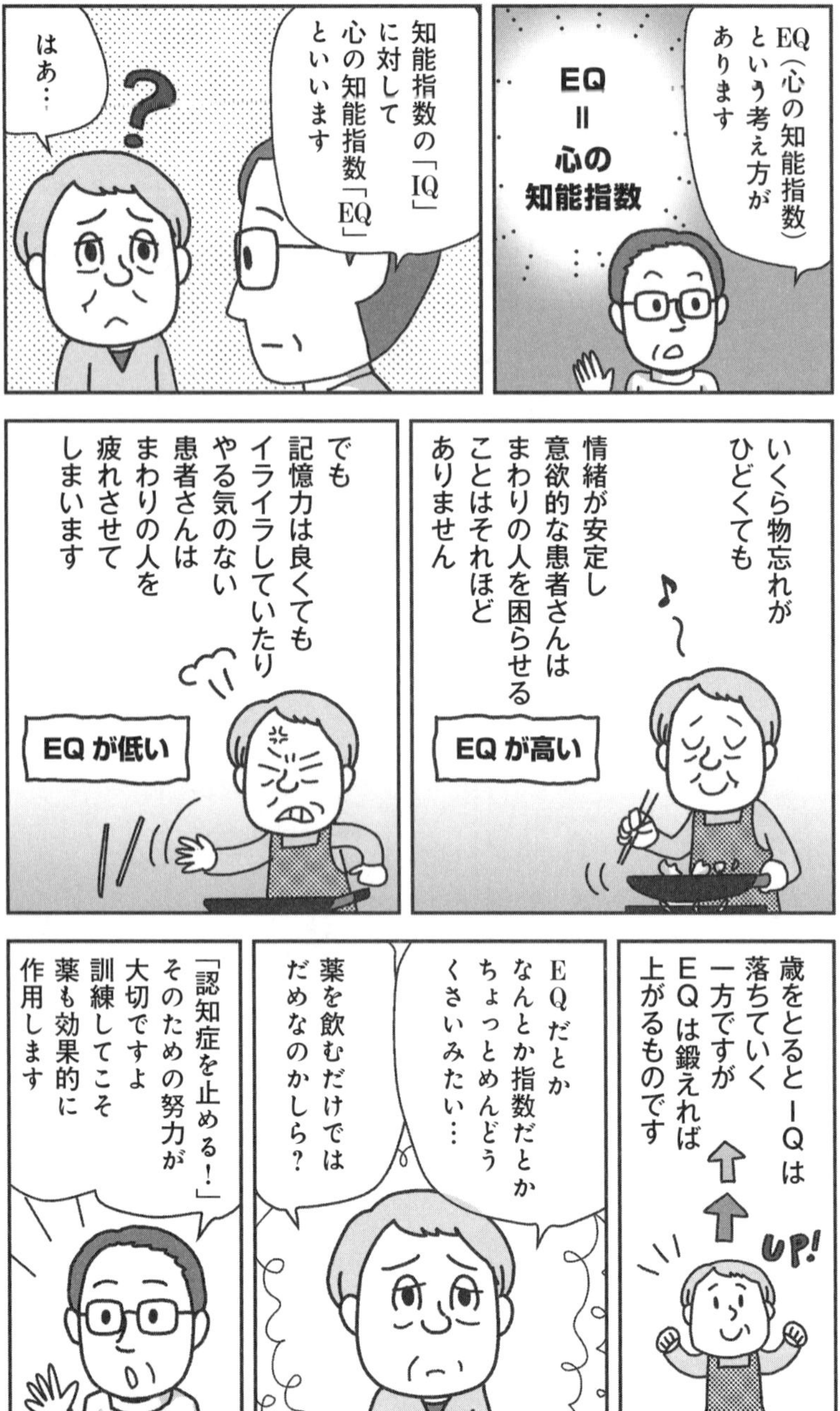
EQ（心の知能指数）という考え方があります
EQ＝心の知能指数
知能指数の「IQ」に対して心の知能指数「EQ」といいます
はあ…
いくら物忘れがひどくても
情緒が安定し意欲的な患者さんはまわりの人を困らせることはそれほどありません
EQが高い
でも記憶力は良くてもイライラしていたりやる気のない患者さんはまわりの人を疲れさせてしまいます
EQが低い
歳をとるとＩＱは落ちていく一方ですがＥＱは鍛えれば上がるものです
UP!
EQだとかなんとか指数だとかちょっとめんどうくさいみたい…
薬を飲むだけではだめなのかしら？
「認知症を止める！」そのための努力が大切ですよ訓練してこそ薬も効果的に作用します

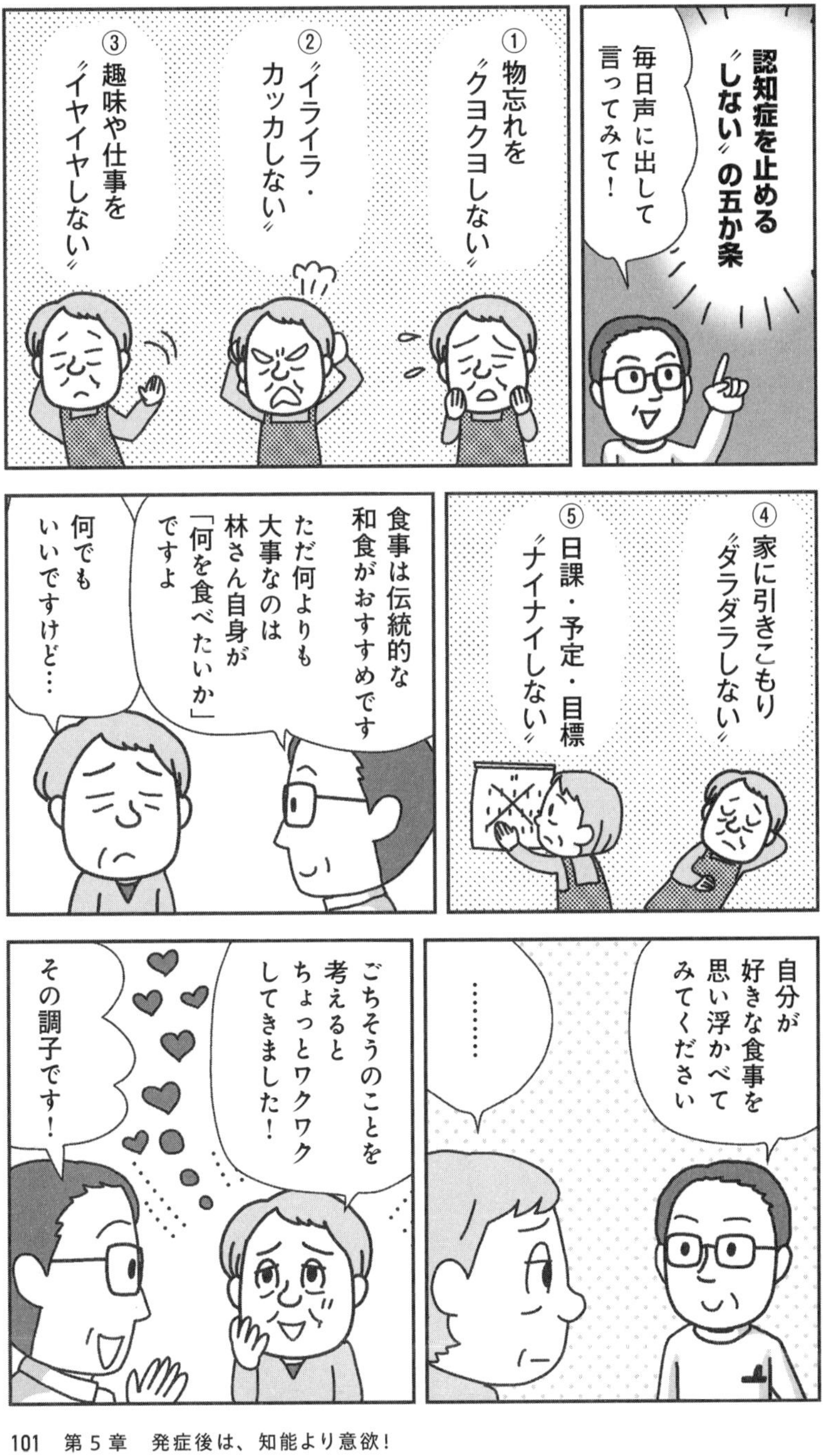
認知症を止める〝しない〟の五か条
毎日声に出して言ってみて!
①物忘れを〝クヨクヨしない〟
②〝イライラ・カッカしない〟
③趣味や仕事を〝イヤイヤしない〟
④家に引きこもり〝ダラダラしない〟
⑤日課・予定・目標〝ナイナイしない〟
食事は伝統的な和食がおすすめです ただ何よりも大事なのは林さん自身が「何を食べたいか」ですよ
何でもいいですけど…
自分が好きな食事を思い浮かべてみてください
………
ごちそうのことを考えるとちょっとワクワクしてきました!
その調子です!

Now!

発症しても悲観しない！　できることはたくさんある

人生100年時代と言われる今、認知症は誰にとっても身近な病気です。予防に努めていても、長生きすればそれだけ認知症発症の可能性は高まります。

認知症は決して、人生の終着点ではありません。仮に80歳で発症したとしたら、認知症の道はそれまでに20年、発症してからさらに20年あるわけです。認知症が発症したときが中間点と心得るべきです。

認知症になってからも人生の道は続きます。そして、その道には美しい花も咲けば、清らかなせせらぎもあるはずです。発症したからといってあきらめてしまっては、損！　認知症の先に続いていく道を楽しく歩む努力は、自分自身はもちろん、周囲の人をも幸せにするものです。

発症してからも、できることはたくさんあります。**アルツハイマー病の進行を遅らせ、治療の効果を高めるためのポイントを予習**し、今から少しずつ生活に取り入れていきましょう。**いくら認知症の薬を使っても、普段の生活で努力や訓練を怠れば、薬は「猫に小判」**になってしまいます。

アルツハイマー病はどのように進行する?

発症後のポイントを考えるには、まずアルツハイマー病がどのように進行していくかを知る必要があります。

アルツハイマー病は、初期から記憶障害が出るのが最大の特徴です。

記憶障害とは、いわゆる物忘れ。見たこと、したことが覚えられなくなっていきます。「財布を置いた場所が思い出せない」「カギがなくなった」など、初期のころは探し物が多くなって異変を感じる人が多いようです。一方、人の名前や昨日食べたものがパッと出てこないのは「ど忘れ」。順序立てて振り返ったり、ヒントをもらったりすれば思い出せることがほとんどで、物忘れとは区別します。

年をとれば誰でも、物忘れやど忘れが増えるものです。では、どこからが病的な物忘れなのかといえば、私は**「人に迷惑がかかるかどうか」が目安**だと考えています。お金の管理ができなくなったり、約束をすっぽかしたり、ガスの火を消し忘れたり……、こうしたことが増え、**社会生活に困難が出てくるのがアルツハイマー病の第1期**です。

第2期になると、脳の萎縮が大脳新皮質にまで及びます。大脳新皮質は、言語習得や、運動や楽器演奏、料理などの技術習得に関わり、さまざまな知識をためこんでいる部分。**大脳新皮質の機能が落ちると、お風呂に入ったり、着替えたりといった日常生活も難しくなります**。

そして第3期になると、ついに脳のいちばんの司令塔である前頭葉まで病変が進みます。前頭葉が働かなくなると、**気力も運動能力もガクンと落ち、寝たきりになる可能性が高まります**。

ＥＱを上げて、情緒と意欲を整えよう！

アルツハイマー病の進行をゆるやかにするには、大脳新皮質や前頭葉まで萎縮が進まないようにすることが重要！　ポイントとなるのは情緒と意欲です。

物忘れがひどくなってきたことを自覚すると「自分なんてもうダメだ」「これから先、いったいどうなってしまうんだろう」と不安になるのも当然です。でも落ち込みっぱなしは、一層脳を疲弊させます。ストレスホルモンが分泌され、自律神経が乱れ、ますます神経細胞がダメージを受けてしまうからです。

それに、情緒不安定で意気消沈した暗い老人の世話をすることになったら、と想像してみてください。考えただけでもどっと疲れるでしょう。反対に、物忘れがひどくても、ニコニコとやる気のあるお年寄りならどうでしょう。**明るい認知症患者は、周囲の人を笑顔にし、元気づけてくれる存在**ともなりえます。

情緒と意欲を上向きにしていくために、認知症の発症前から意識したいのがＥＱの向上です。

ＥＱとは心の知能指数で、他人の心に寄り添ったり、素直に人の言葉に耳を傾けたり、自分の感情をコントロールしたりする能力のこと。アルツハイマー病の発症後は、ＩＱ（知能指数）が下がっていくのは仕方ありません。けれど、**ＥＱはむしろ上げていくことだって可能**です。ＥＱを上げれば、ボケてもかわいい、愛される人でいられます。**ＩＱが下がるならＥＱを上げればよいのです**。

年をとれば、若いときのようにできないことも増えて当然。物忘れだって、誰もが感じる老化のひとつ。ＥＱを上げるには、まずはクヨクヨしないことです。

「また忘れてしまった」

「こんなことも覚えられないなんて」

そんなふうに自分を責めるのはやめましょう。忘れっぽくたって、楽しく幸せに生きてやる。そう開き直って、もう一度エンジンをかけるときです。

まずは、ＥＱが落ちていないか、次のチェックリストで確認してみましょう。

EQ（情緒指数）チェックリスト

情緒不安の指標

□ 家事や外出を面倒に思うことが増えた
□ すぐにイライラする
□ 元気がなく、クヨクヨすることが多い
□ 日によって機嫌の良し悪しが激しい
□ じっとしていられないことが増えた
□ 暴言を吐いたり暴力をふるったりすることがある
□ 夜眠れない日が多い
□ 探し物をすることが多い
□ 家族や友人からの助言や介護に抵抗する
□ 興奮して混乱・錯覚することがある

意欲低下の指標

□ 楽しく外出することが少ない
□ 楽しく他人と会話できない
□ 教室やリハビリをよく休む
□ 仲間と一緒に行動できない
□ 一日の目標が立てられない
□ 作業に取り組む意欲がない
□ 数日後または数週間後に楽しみな予定がない
□ 好きなこと・得意なことを楽しく行うことが少ない
□ 1週間の予定が何も決まっていない
□ 毎日の着る洋服を決められない

➔ それぞれ3項目以上当てはまる場合、EQが低下している可能性大!

Now!

もくもく＆ワクワクでEQアップ！

EQを上げるためには、大脳辺縁系と前頭葉を整える工夫が大切です。

大脳辺縁系とは、食べる、寝る、記憶する、呼吸するなど、生きる土台となる機能を担当する脳です。生物の進化の過程で最も古くからある脳で、本能的な機能を司る部分です。

一方の前頭葉は、動物のなかでもヒトが特に大きく発達させてきた部分。論理的な思考や判断、感情のコントロールなどを担っていて、人を人たらしめる脳といってもいいくらい大事な役割を果たしています。

2つの脳の特徴を考えると、EQアップのポイントが見えてきます。

まずは、本能をしっかり満たす！　よく食べ、よく眠り、楽しい、うれしい、気持ちいいという「快」の刺激をたくさん大脳辺縁系に送りましょう。これは、老年期に心がけてきたストレスを溜めない生活にも通じます。

特に、**黙々と集中して行う手作業や運動には、大脳辺縁系を癒やし、情緒を安定させる効果があります**。日記を書いたり、塗り絵や折り紙、手芸を楽しんだり、座禅をして瞑想するのもおすすめ！　もちろん散歩も最高です。また、よく噛んで食事をすることも、脳を元気にするのに役立ちます。咀嚼や歩行などのリズミカルな刺激はセロトニンの分泌を活発にし、気持ちを穏やかにしてくれるのです。楽しくおいしく食事をすることで、脳が元気になるなら一石二鳥！

そして、前頭葉を整えるには、楽しい予定を入れることです。**未来をワクワクと心待ちにすることが、前頭葉を元気づけ、意欲を向上させてくれます**。趣味の発表会、家族との旅行や会食、旧友とのランチなど、心踊るイベントで毎日に彩りをプラスしましょう。

ともすると、意気消沈しがちな発症後。「しないこと」を意識するのも、気持ちを上向きにするためには有効です。私がおすすめするのは次の5つ！

□ **物忘れを〝クヨクヨ〟しない**
□ **うまくいかなくても、〝イライラ・カッカ〟しない**
□ **家に引きこもり、〝ダラダラ〟しない**
□ **日課・予定・目標を〝ナイナイ〟しない**
□ **趣味や仕事を〝イヤイヤ〟しない**

このようにして穏やかな気持ちを保つことが「幸せホルモン」であるセロトニン分泌を促します。ここで言う仕事とは、賃金を得るものだけではありません。家の掃除をしたり、料理をしたり、孫と遊んだり、家族や周囲の人のためになることを「仕事」と考えてみてください。**周囲に感謝されると、脳の報酬系と言われる部分が刺激され、「やる気ホルモン」であるドーパミンが活性化**します。小さなことでも誰かの役に立てる、ということは、私たち人間にとって根源的な喜びなのです。

まとめ

発症後はEQアップ！

脱クヨクヨで趣味を楽しむ

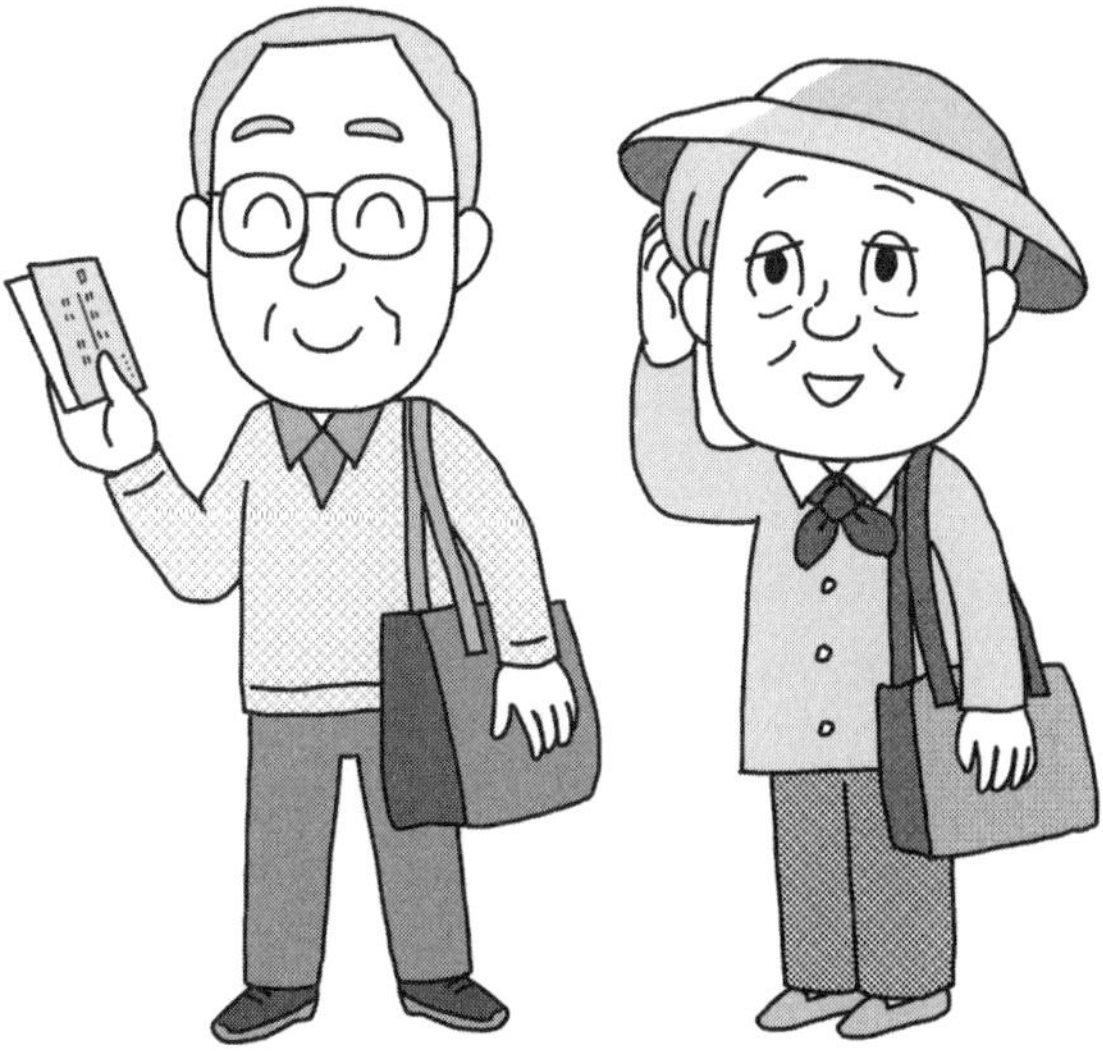

もくもく&ワクワクを増やそう

イライラ、クヨクヨ、ダラダラ、イヤイヤはEQを低下させます。日記をつける、散歩、塗り絵など、黙々と没頭してできること、旅行や会食などワクワクできることを意識的に取り入れましょう。もくもく&ワクワクしているときには、幸せホルモンのセロトニンや、やる気ホルモンのドーパミンが分泌されます。物忘れを気に病まず、かわいい認知症を目指しましょう！

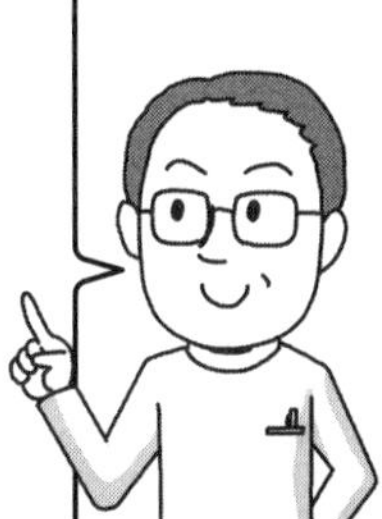

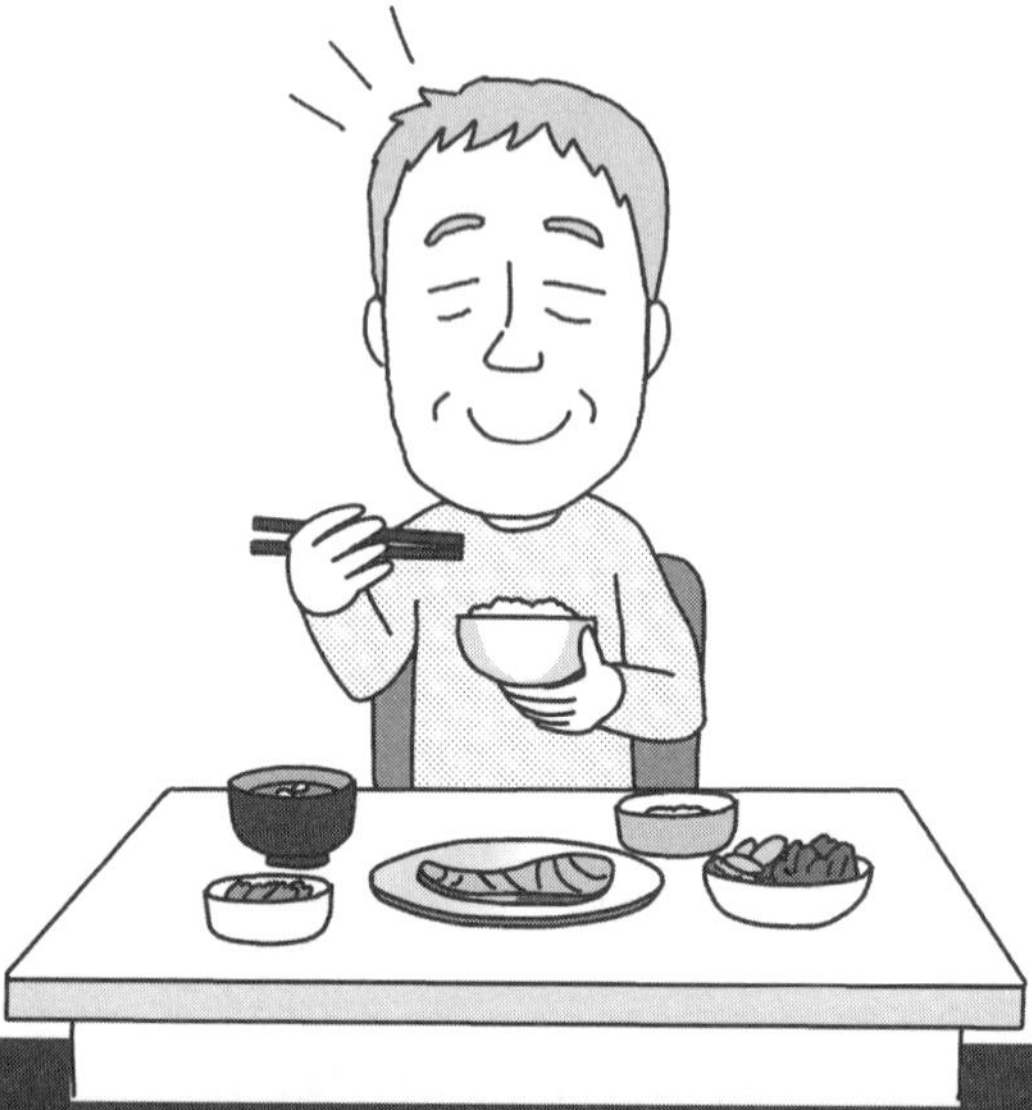

第6章

語呂で覚えるボケない食事

Now!

細胞の材料は日々の食事！バランスよく食べることが大事

アルツハイマー病は、メタボで体内にゴミが溜まり始める中年期、ストレスで神経細胞が弱る老年期、フレイルで栄養や刺激が足りなくなる老後期の3段階を経て、発症へと至ります。

3つの時期それぞれで、体の変化に合わせた食事をすることはとても重要です。私たちの体を構成する細胞は、タンパク質や脂質、炭水化物などからできています。栄養が足りなければ、新しい細胞を作ることも、修復することもできません。脳内を行き交う神経ホルモンの材料も不足します。

現代は「飽食の時代」と言われますが、**体が必要とする栄養をしっかり食事からとれている人は少ない**かもしれません。カロリーは必要以上にとって余っている半面、タンパク質やビタミン、ミネラルなどが不足して、筋肉が作れない、細胞が修復できない、という「隠れ飢餓状態」に陥っているケースも見られます。

3つの時期はそれぞれに、意識して食べたい食材、食べ方がありますが、**栄養バランスのよい食事を3食規則正しく食べる、というベースは共通**です。

献立を考えるときには、6つの基礎食品群からまんべんなく食材を選ぶことを意識すると、バランスが整いやすくなります。

①魚、肉、卵、大豆…タンパク質源
②牛乳、乳製品、骨ごと食べられる魚…カルシウム源
③緑黄色野菜…βカロテン源
④淡色野菜、きのこ、果物…ビタミン・ミネラル源
⑤米、パン、めん類、いも類…炭水化物
⑥種子（ゴマ、アーモンドなど）、油…油脂類

特にしっかり意識したいのは、①～④の食品群です。⑥の油脂類は、質のいいものを選び、とりすぎないように注意しましょう。

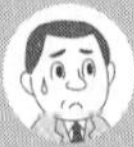

中年期の食事

ま め

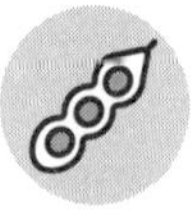

豆類（大豆製品、そら豆など）
タンパク質など

ご ま

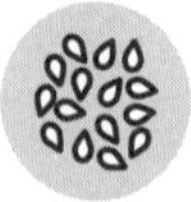

ゴマ
不飽和脂肪酸、カルシウム、鉄、セサミン

わ かめ

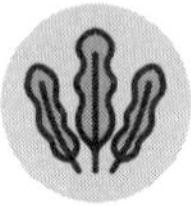

わかめ（海藻）
マグネシウム、カルシウム、食物繊維

や さい

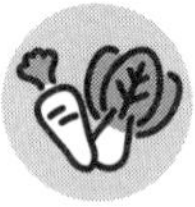

野菜
ビタミン・ミネラル類、食物繊維

さ かな

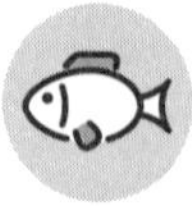

魚（サバ、サンマ、マグロなど）
タンパク質、不飽和脂肪酸（EPA）

し ょうが

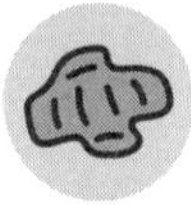

生姜
ジンゲロール、ショウガオール

い も

芋類（さつまいも、じゃがいもなど）
炭水化物、ビタミン・ミネラル類、食物繊維

ね ぎ

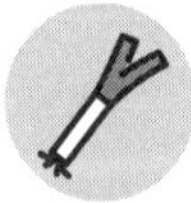

ねぎ（長ねぎ、玉ねぎなど）
ビタミン・ミネラル類、アリシン、食物繊維

① 代謝を上げる

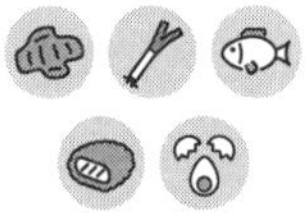

代謝が下がると、摂取カロリーが余ってメタボのリスクが増大。代謝アップには、筋肉や細胞を作るタンパク質やビタミンB群が有効です。また、**しょうが**に含まれるショウガオール、**ねぎやにんにく**の辛味成分であるアリシンには、エネルギー代謝を活発にし、体を温める効果があります。冷えに悩む人にもおすすめ！

② 内臓脂肪を減らす

魚、特に**サバ**や**サンマ**の脂に含まれるEPA（エイコサペンタエン酸）は、血液をサラサラにして、体脂肪を燃焼させる働きがあります。メタボで気になる動脈硬化対策にもぴったり！　また、脳血流を増やし、神経細胞の膜をやわらかくする効果もあります。

③ 腸内環境を整える

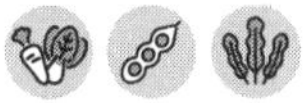

胃腸の働きが鈍って食物が胃腸に停滞すると、必要以上に栄養を吸収してしまいます。また、便秘は代謝機能の低下も招き、太りやすい体質に！　**玄米**や**ごぼう**などの根菜類、豆類、海藻類など、食物繊維が豊富な食材を積極的にとりましょう。水溶性の食物繊維には、有害物質を吸着して排出してくれる働きも。

④体のサビを防ぐ

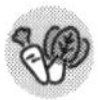

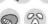

緑黄色野菜に多く含まれるビタミンA・C・Eには、活性酸素の働きを抑える抗酸化作用があります。**かぼちゃ、パプリカ、オクラ**など、カラフルな野菜をたっぷり食卓へ。ビタミンA・Eは油といっしょにとると効果的。ビタミンCは水にとけやすく熱に弱いので、調理するときはスープなどにして汁ごと食べるのがおすすめ。

EPA&食物繊維豊富な抗メタボ食で代謝を上げる

食べる量は増えていないのに、なぜか太りやすくなる中年期。その理由は、代謝が低くなって、体に取り込んだ栄養分をしっかり燃やせなくなるからです。燃やされずに残った栄養は脂肪となって蓄えられます。

特に若いときは痩せていたのに、中年になって太ってきたという人は要注意！もし食べる量が増えていないのだとしたら、間違いなく内臓脂肪が体内に溜まっています。食事と運動の両面を見直し、内臓脂肪を減らすことが急務です。

中年期の食事は、**カロリー過多で内臓脂肪が増えないようにすることが最大のポイントです**。特に体を動かさなかった日は、食事も減らすことを徹底しましょう。

肉や乳製品はタンパク質だけでなく、脂質も多く含みます。メタボ対策の中年期は、**肉よりも魚をタンパク源とする**ことを心がけましょう。おすすめは、サバ、イワシ、アジなどの青魚。EPAが豊富です。肉を食べたいときは、脂肪の少ない赤身肉や鶏胸肉を選びましょう。

抗メタボにぴったりなのが、昔ながらの和食です。「まごわやさしい」は、和食によく使われる食材の頭文字をとった合言葉。「し」はしいたけをはじめとしたきのこ類を指すのが一般的ですが、メタボ対策では代謝アップに効果的な「しょうが」もぜひ積極的に取り入れましょう。最後に、コレステロール値の上昇を抑え、抗酸化力も豊富な「ねぎ」を加えて、抗メタボ食オリジナルの合言葉「まごわやさしいね」としました。

日本の豊かな食材を味わう和食を見直し、ゆっくり味わって食べること。早食い、食べ過ぎは厳禁です。

取り入れやすい食事

サバ缶のねぎ・しょうが添え

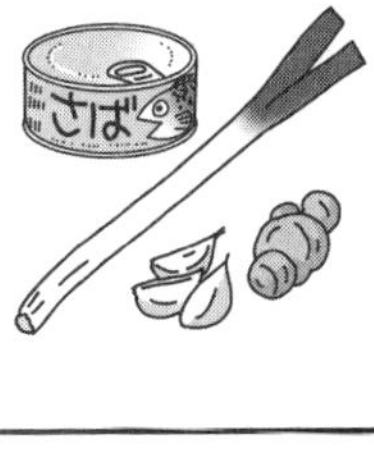

サバやイワシの缶詰は、手軽なおかずになり、おつまみにもぴったり。器に盛って軽く温め、すりおろしたしょうがやニンニクを添えれば代謝もアップ！　刻みねぎやゴマを散らせば完成。

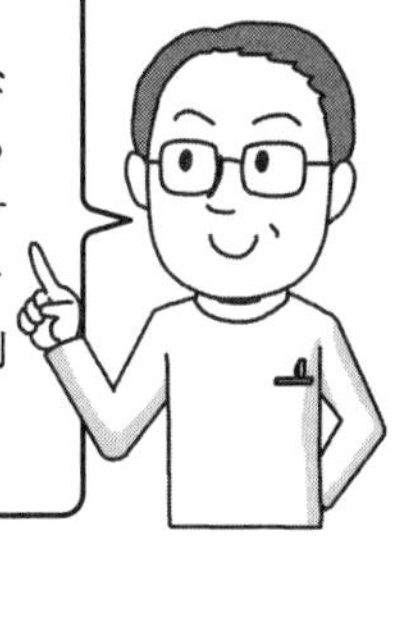

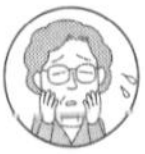

老年期の食事

なっとう

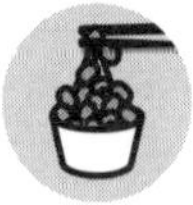

納豆（発酵食品）
タンパク質、
ビタミン・ミネラル類

まぐろ

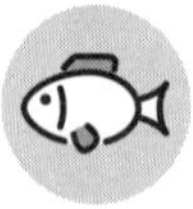

マグロ（赤身魚）
タンパク質、
不飽和脂肪酸（EPA・DHA）

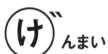

げんまい

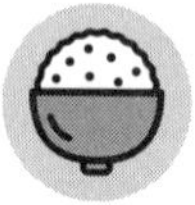

玄米
ビタミン・ミネラル類、
食物繊維、炭水化物

とうふ

豆腐
タンパク質、カルシウム

らん

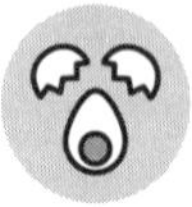

卵
タンパク質、
ビタミン・ミネラル類、
レシチン

かぼちゃ

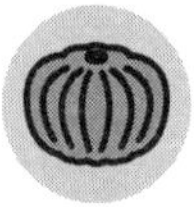

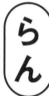

かぼちゃ（緑黄色野菜）
ビタミン・ミネラル類、
食物繊維

①ストレスで消費される栄養を補給する

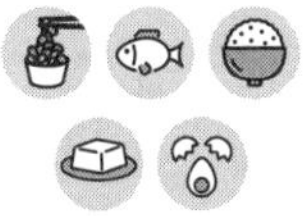

ストレスがかかると、体はストレスに対抗しようと頑張ります。そのときに大量のビタミンCやタンパク質、ミネラルが消費されます。ビタミンCは１日最低100mgが目安、**グレープフルーツ**１個分です。タンパク質は、男性は１日あたり60g、女性は50gが目安です。

②ストレスへの耐性をつける

大豆製品や**牛乳・ヨーグルト**などの乳製品、**レバー、キウイ、バナナ、米**などに含まれるトリプトファンには、ストレスを緩和し、幸せホルモンと呼ばれる神経ホルモン、セロトニンを増やす働きがあります。トリプトファンは、活性酸素を抑制する作用もあり、アンチエイジングにも注目の栄養素です。

③活性酸素を抑える

抗酸化力の高い食材をどんどんとりましょう。**ナッツ**や魚介類、**ゴマ、かぼちゃ、トマト**は、ビタミンEが豊富。ポリフェノールが多い**緑茶**や**赤ワイン、そば、カレー**などもおすすめ。また、**にんじん、おくら、カニ**などに含まれるカロテノイドにも強い抗酸化作用があります。

④自律神経を作りかえる

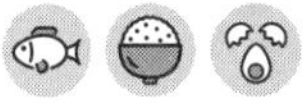

自律神経がしっかり働くためには、ビタミンB群が欠かせません。特に自律神経の主成分であるビタミンB_{12}をしっかりとることは、自律神経の新陳代謝の重要ポイント！　ビタミンB_1も欠かせません。ビタミンB_{12}は、魚介類やのりに豊富。ビタミンB_1は、**豚肉**や**ブロッコリー**などに多く含まれます。

⑤副交感神経を元気にする

納豆、みそ、ヨーグルトなどの発酵食品は、腸の働きを整え、免疫力を上げることで知られています。さらに発酵食品は、副交感神経にとってもよい食材。副交感神経が「菌を排出しよう」と働くことで、結果的に元気になるのです。また、マグネシウムとカルシウムも、自律神経のバランスを整えるのに重要な栄養素です。

Now!

抗酸化&抗ストレス食で自律神経と脳を活性化!

老年期に入ってからは、中年期に引き続いてメタボに気をつけるとともに、神経細胞を弱らせるストレスに対しても手を打たなければなりません。

まず知っておきたいのは、**ストレスを感じると、体のなかではタンパク質やビタミンCが大量に消費される**、ということです。使った分は、その都度、補充しなければなりません。魚や豆、卵などのタンパク質食材をしっかりとること、野菜やフルーツからビタミンCを補給することを意識するとよいでしょう。

また、**自律神経をサポートする栄養をとることも大切**です。合言葉は「なまけとらんか」。自律神経の材料となるビタミン B_{12} や代謝を司るビタミンB群を含む食材は、できるだけ毎日食卓にのせましょう。どちらも魚や豆類に豊富に含まれます。

魚の中でも、鮭は抗酸化成分であるアスタキサンチンも含む優秀食材。抗ストレス食にぴったりです。
交感神経によって増える活性酸素を抑えるには、緑黄色野菜をたっぷりと。小腹がすいたら、アーモンドなどのナッツ類を食べましょう。ポリフェノールたっぷりのココアや緑茶、赤ワインもおすすめです。
副交感神経を元気にする発酵食品も大切です。納豆やヨーグルトは副交感神経が活発になる夜に食べるとよいでしょう。

抗ストレスの効果を最大限に引き出すには、よく噛んで、楽しみながら食べることも大事。リラックスして副交感神経が優位になると、胃腸の消化吸収力も高まり、栄養を体のすみずみまで届けられます。

取り入れやすい食事

韓国風アボカドサーモン丼

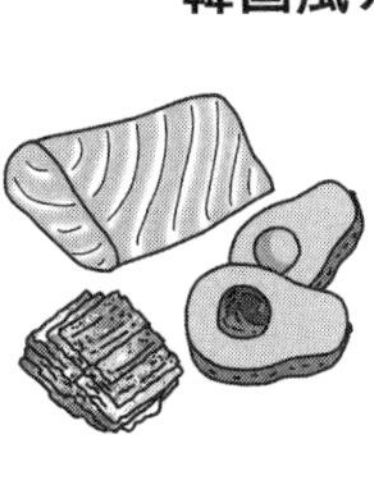

抗酸化作用の高いサーモンとキムチに加え、アボカドは、抗ストレスホルモンを合成するビタミン類、抗ストレスビタミンのパントテン酸、ストレスの減少を早くするビタミンBが豊富。

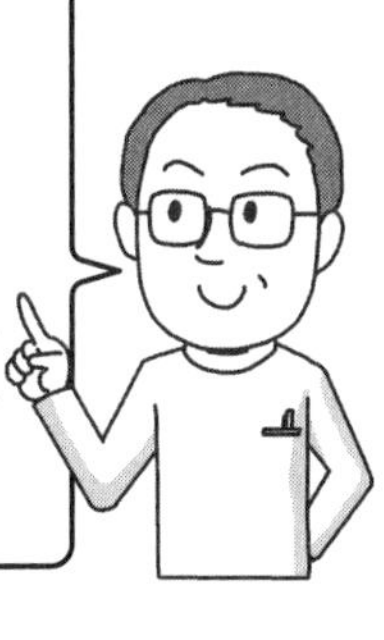

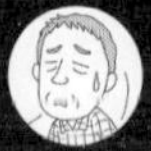

老後期の食事

(ひ)れかつ

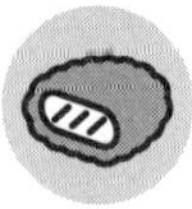

ヒレカツ(豚肉)
タンパク質、ビタミンB群

(ま)ぐろ

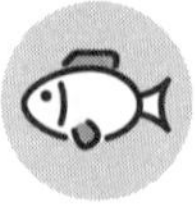

マグロ(赤身魚)
タンパク質、
不飽和脂肪酸(EPA・DHA)

(ご)ま

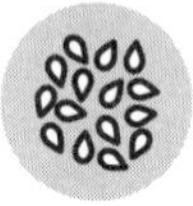

ゴマ
不飽和脂肪酸、カルシウム、
鉄、セサミン

(う)なぎ

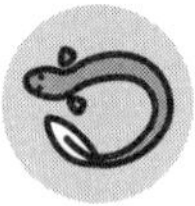

ウナギ
タンパク質、ビタミンE

(ま)め

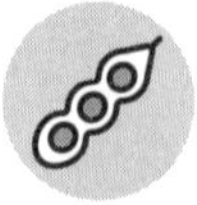

豆類(大豆製品、そら豆など)
タンパク質、ミネラル、
食物繊維

(ま)つたけ

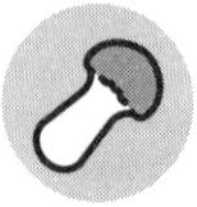

松茸(きのこ)
ミネラル、食物繊維

(れ)ばー

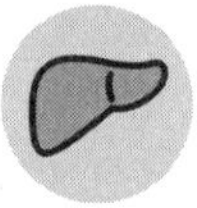

レバー
ビタミンA

(た)まご

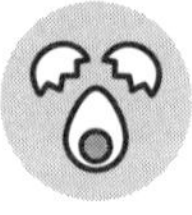

卵
タンパク質、ビタミン・ミネラル類、レシチン

①細胞の材料を補給する

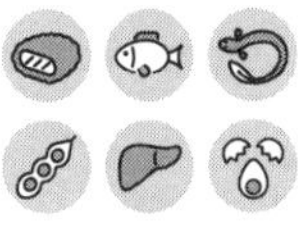

筋肉、骨、血管、神経細胞など、フレイルで弱っていく体内の器官や物質の主成分は、タンパク質です。また、免疫の役目を担う白血球もタンパク質から作られます。肉、魚、卵、大豆製品などを多めにとりましょう。**マグロのトロ、カツ、ステーキ**などもどんどん召し上がれ！

②代謝をサポートする

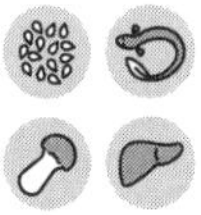

タンパク質をはじめ、糖質、脂質の代謝、骨や神経細胞の活動にも、ビタミンやミネラルは不可欠です。緑黄色野菜、淡色野菜、海藻類、きのこ類などをたっぷりとりましょう。赤、黄、緑、茶、黒と彩りのよい食材をそろえると、自然と多様なビタミン・ミネラルを取ることができます。

③神経細胞を強くする

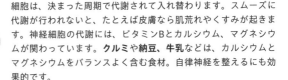

DHA（ドコサヘキサエン酸）は、脳や神経系に多く存在している成分です。DHAをとることで、神経細胞を強くする効果が期待できます。**イワシ、マグロ、ブリ、サンマ、鮭、アジ、カツオ**などの魚は、どれもDHAが豊富。DHAには血液をサラサラにする働きも！

④脳の代謝を高める

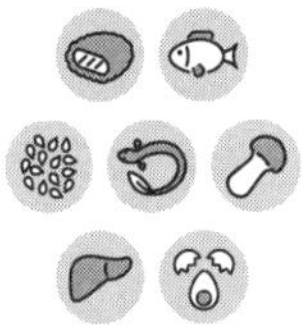

細胞は、決まった周期で代謝されて入れ替わります。スムーズに代謝が行われないと、たとえば皮膚なら肌荒れやくすみが起きます。神経細胞の代謝には、ビタミンBとカルシウム、マグネシウムが関わっています。**クルミ**や**納豆、牛乳**などは、カルシウムとマグネシウムをバランスよく含む食材。自律神経を整えるにも効果的です。

⑤神経細胞同士のつながりを強化する

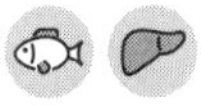

レバー、牡蠣、あさりなどに含まれるビタミンB_{12}は、神経細胞のシナプスを増やす作用があります。また、**干し魚、干し椎茸**などに豊富なビタミンDは、神経細胞に必要なミネラルの引き込み、神経細胞を保護する働きをしています。神経伝達をスムーズに行うために必須の栄養素です。

Now!

タンパク質たっぷりのごちそうで抗フレイル

脂質の多い肉や乳脂肪分の高いスイーツなどを避けてきた「抗メタボ食」から一転！ 75歳以後の老後期からは、肉の脂身も揚げ物も、好きならどんどん食べてかまいません。フレイル、栄養失調が進みやすい老後期は、カロリーをしっかりとることも大事です。「肉やスイーツを好きなだけ食べていたら、太りそう」と心配する人もいるかもしれません。太れるものなら太ってみなさい、なんて言うと怒られてしまいそうですが、老後期は**痩せているより肉付きがよいくらいでちょうどいい**と考えます。老後期まで達すれば、動脈硬化も進みません。おいしく、楽しく食べられるなら、好きなものを我慢する必要はありません。

ただ、好きなものだけ食べて栄養バランスが極端に偏ってしまうのはいけません。

細胞の材料となるタンパク質、神経細胞や神経ホルモンの活動に必要な食材は、できるだけ食卓に上らせるように心がけましょう。

また、多すぎる塩分は体に負担をかけます。特に和食は、塩分が高くなりやすい傾向があります。1日あたり7g以下に抑えましょう。

この時期の食材のキャッチフレーズは「ひまごうまれた」。いまや100歳まで生きようという時代です。孫どころか、ひ孫が生まれるくらいの年頃まで元気で活動、活躍したいものです。「次は何を食べよう」「今度はどのレストランに行こう」とワクワクと計画を立てるのは、脳にとってもよい刺激。ヒレカツ、うなぎなど、ちょっと豪華な美食で心も体も満たされましょう。

取り入れやすい食事

中トロの刺身&牛ヒレステーキ

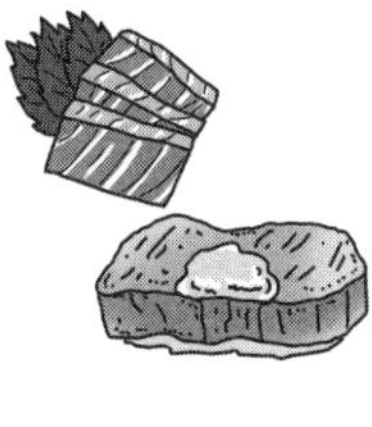

タンパク質の補給が大切なので、一食で魚と肉を両方食べてもいいくらい。牛ヒレは、タンパク質が多い肉。中トロは、赤身よりDHAが豊富。家族や友人とシェアして食べる焼肉もおすすめ。

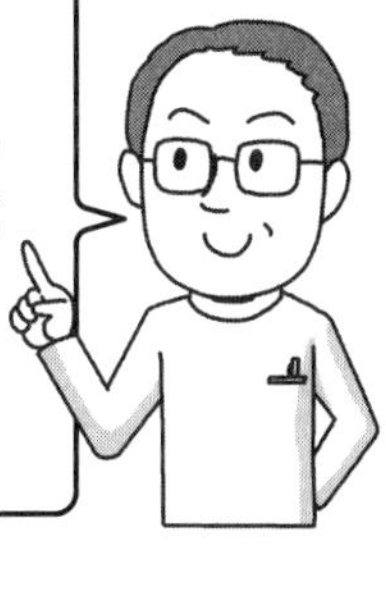

ぼしざかな

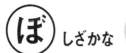

干し魚（干物、しらす、煮干しなど）
タンパク質、ビタミンD、
不飽和脂肪酸（DHA）

げんまい

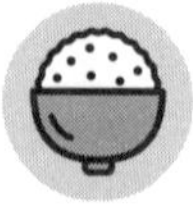

玄米
ビタミン・ミネラル類、
食物繊維

とうふ

豆腐
タンパク質、
ビタミン・ミネラル類

らん

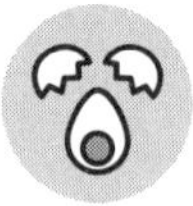

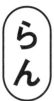

卵
タンパク質、
ビタミン・ミネラル類、
レシチン

なっとう

納豆
タンパク質、
ビタミン・ミネラル類

①カロリーを増やす

認知症は、フレイルの延長で発症します。フレイル予防の基本は、しっかりカロリーを摂取すること。**肉、魚、豆、卵**など、なんでもバランスよく食べましょう。糖質や脂質も栄養源ですから、遠慮することはありません。記憶や情緒、意欲の神経ホルモンを増やすには、**卵**や**豆**がおすすめ！

②ストレスで消費される栄養を補給する

ビタミンC、タンパク質、ミネラルをしっかり補って、いつでもストレスに対応できる準備をしておきましょう。ビタミンCは野菜や果物のほか、**さつまいも**や**じゃがいも**にも豊富。いも類に含まれるビタミンCは加熱しても壊れにくいので、**ふかしいも**や**焼きいも**をお茶うけにするのもおすすめです。

③ストレスへの耐性をつける

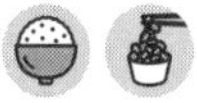

トリプトファンは、ストレスを緩和し、心を穏やかにしてくれるセロトニンを増やす栄養素です。セロトニンの生成にはビタミンB_6も必要。トリプトファンを含む**納豆**や**米**、**牛乳**といっしょに、**にんにく**や**唐辛子**などを食べると効果倍増です。

④記憶力をサポートする

アルツハイマー病になると、アセチルコリンという神経ホルモンが減少します。アセチルコリンの原料は、**卵**や**小魚**、**大豆**に含まれるレシチン。食事でレシチンを取り入れ、アセチルコリンの生成を促しましょう。

⑤やる気をアップする

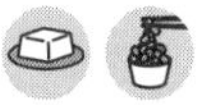

たけのこについている白い粉は、チロシンという成分。意欲向上に働くドーパミンの材料です。チロシンは、**たけのこ**のほか、**チーズ**や大豆製品、**バナナ**などにも含まれています。

Now!

高タンパクEQアップ食で"かわいい認知症"を目指す

認知症を発症したら、進行をできるだけゆるやかに抑えること、かわいい認知症をめざすことの2つに重点を置きましょう。

進行を抑えるためには、記憶や情緒・意欲に関わる神経ホルモンを増やす食事を心がけましょう。

神経ホルモンの元はタンパク質です。どんどんおかずを食べ、不足しがちなタンパク質を補いましょう。特に卵や豆類は神経ホルモンの材料となる栄養が豊富！　なかでも、発酵食品である納豆は、腸内環境の整備や副交感神経の活性化にも一役買ってくれる食材です。調理いらずでパッと一品できるのもうれしいポイント。常備しておくと便利です。

かわいい認知症でいるためには、情緒を安定させ、前向きな意欲を持ち続けることが大切です。

食べることは、動物にとってのいちばんの本能。**食事を楽しむことは、脳の大脳辺縁系をととのえ、EQを向上させる**ことにもつながります。

「今日は何を食べようかな、何が食べたい気分かな」と考えるだけでも脳にとってはプラスです。小さくても願いが叶うと、前頭葉が活性化します。食べたいものを考え、食べる。これは手っ取り早い脳トレなのです。「ぼけとらんな」と胸を張り、料理の色、におい、味を楽しみましょう。食材の買い物や料理にチャレンジするのもすてきです。

取り入れやすい食事

玄米納豆卵かけごはん

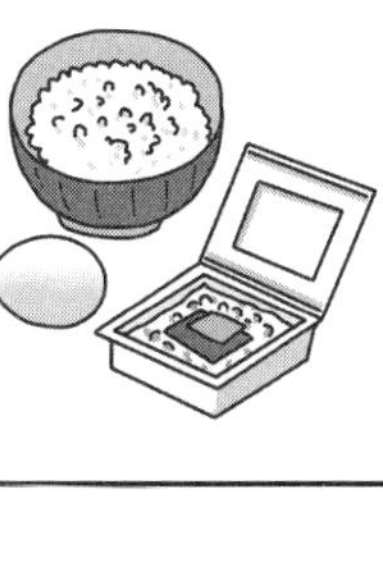

セロトニンの材料となるトリプトファンを含む納豆、記憶力を高めるレシチンを含む卵を同時にとって、神経細胞を元気に！ 玄米ごはんにすれば、ミネラルもしっかり補給できます。

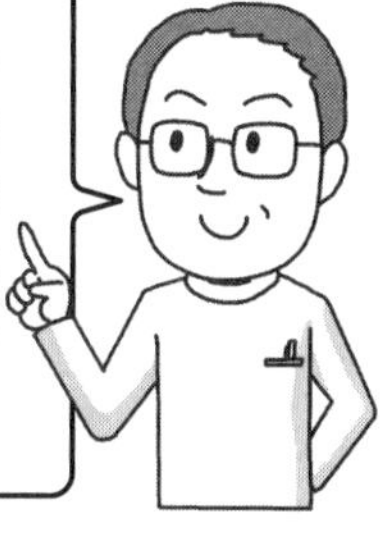

抗メタボ食

まごわやさしいね

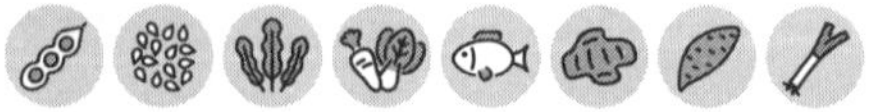

食材の一例

・さば　・しょうが
・ねぎ　・にんにく
など

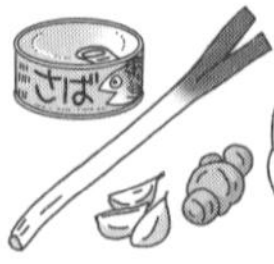

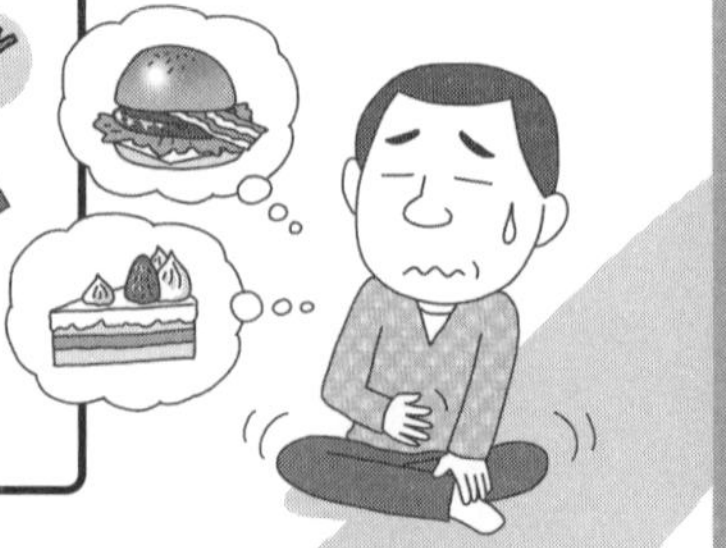

抗ストレス食

なまけとらんか

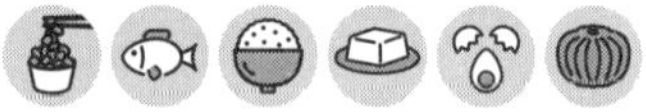

食材の一例

・サーモン　・キムチ
・アボカド
など

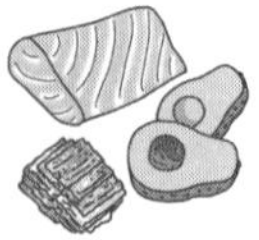

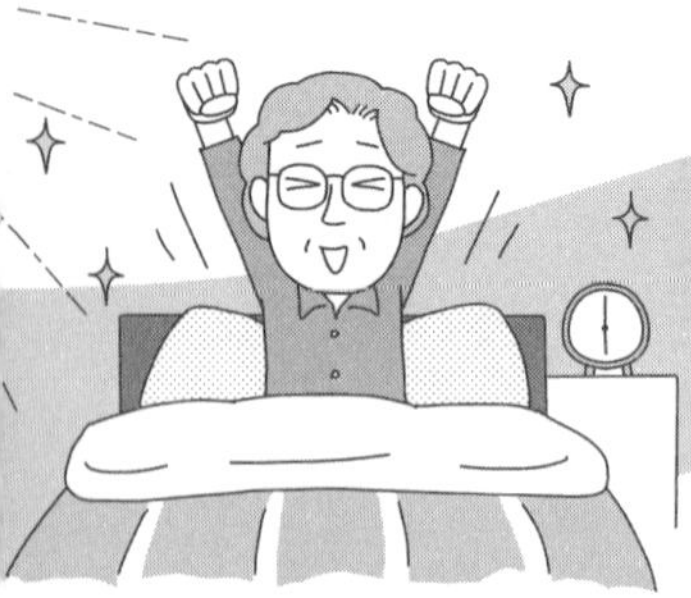

図解 今なら間に合う！認知症にならない食事

中年期は「抗メタボ」、老年期は「抗ストレス」、老後期は「抗フレイル」がポイント。それぞれの時期におすすめの食材を賢く取り入れ、食を楽しみながら健康管理を！

老年期 → **65歳** ← **中年期** → **45歳**

タンパク質を意識　　食べ過ぎ注意

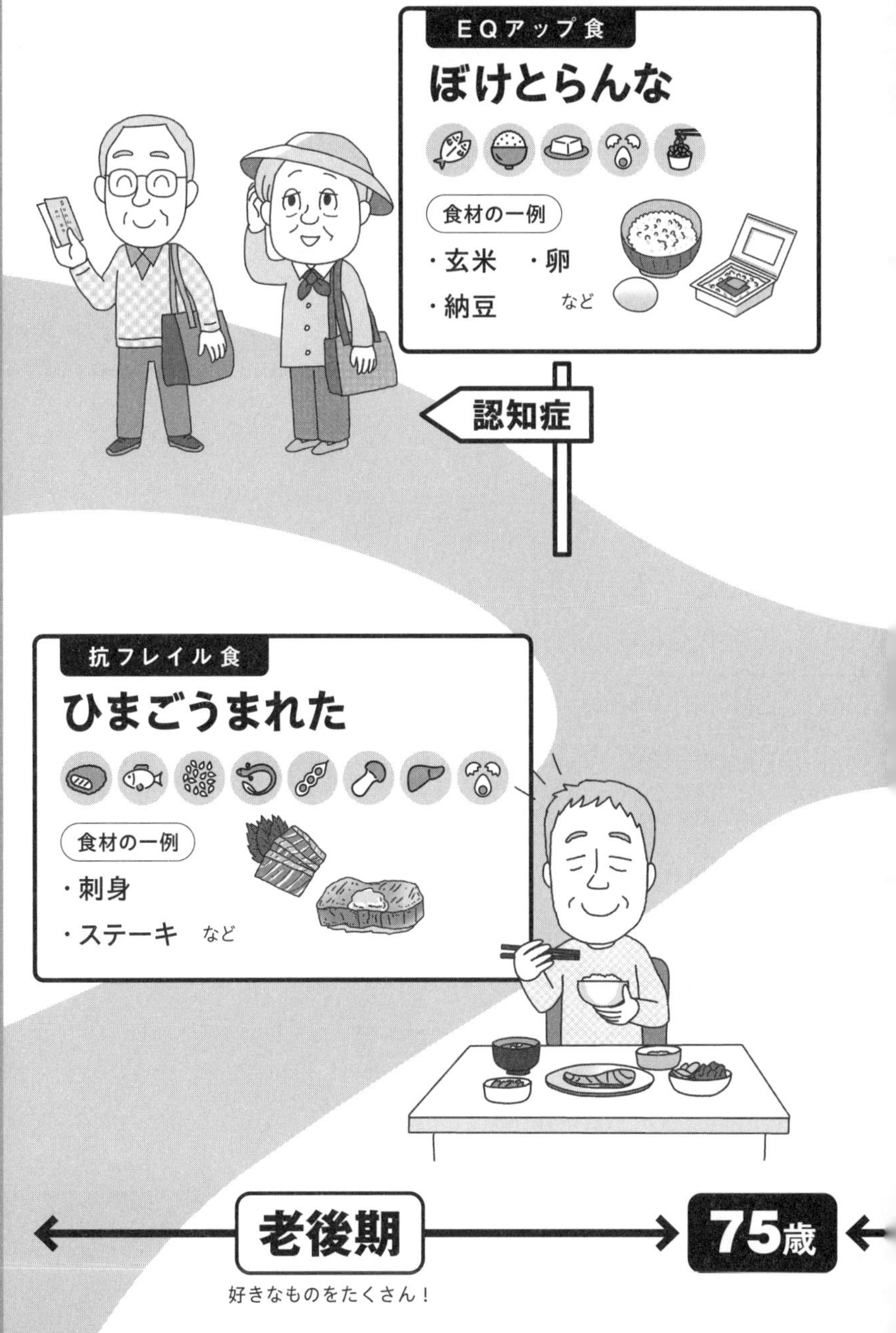
EQアップ食
ぼけとらんな
食材の一例
・玄米　・卵
・納豆　など
認知症
抗フレイル食
ひまごうまれた
食材の一例
・刺身
・ステーキ　など
老後期
75歳
好きなものをたくさん！

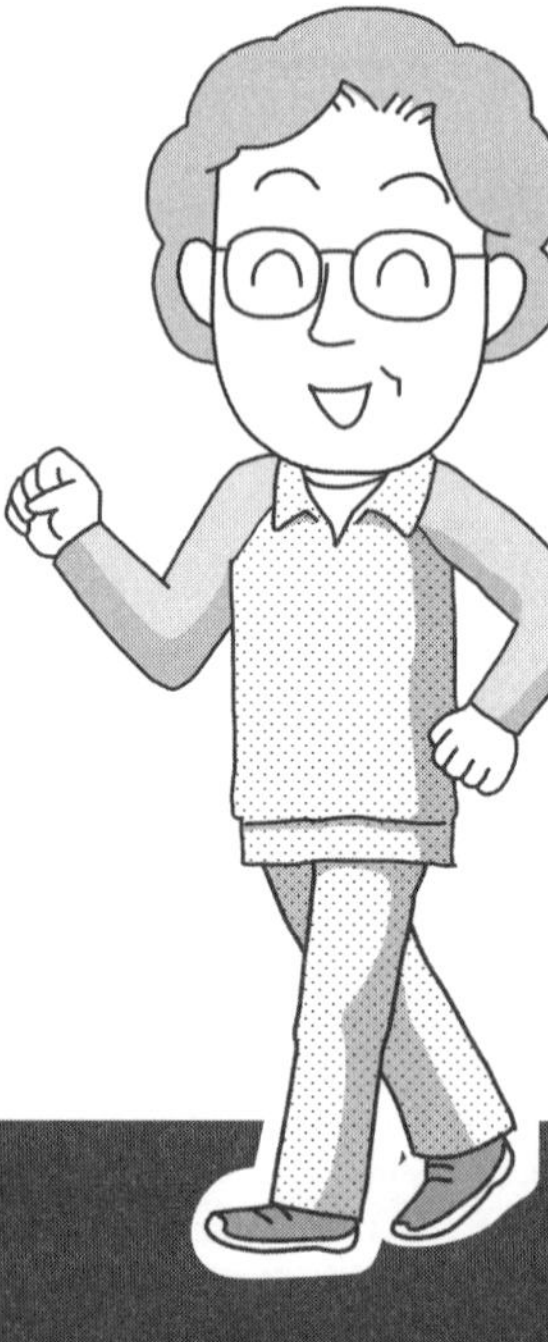

第7章

今日から始める ボケない運動

メタボ・ストレス・フレイル各時期に適した運動を！

認知症予防のどの段階においても、運動習慣は非常に重要です。

筋肉量は20歳をピークに少しずつ減っていき、70代では20代の4割程度にまで減少するのが一般的と言われます。しかし、食事と運動の習慣を見直せば、筋肉の減少は最小限に抑えられます。何も激しいトレーニングをする必要はありません。**散歩やストレッチ、自宅でできる手軽な筋トレで十分**です。

それぞれの時期の運動量の目安や運動のポイントを知って、毎日サボらず体を動かしましょう！

中年期は「たくさん動く」

中年期の命題は、すきあらば増えようとする内臓脂肪を撃退することです。じんわり汗をかくくらいの強度の運動を習慣にしましょう。いちばん手っ取り早いのは、ウォーキングです。ウォーキングは、内臓脂肪を燃やすのに効果的な有酸素運動です。1日7000歩、または1週間に5万歩以上を目標に、毎日しっかり体を動かしましょう。

起床後や仕事の合間、就寝前などにストレッチをして、筋肉をほぐすとさらに脂肪燃焼効果が高まります。デスクワークや立ち仕事などで凝りかたまりやすい筋肉を気持ちよく伸ばすことを意識しましょう。

老年期は「楽しく動く」

老年期は、ストレスを少しでも減らすことが命題です。日々の散歩やストレッチに加えて、簡単な筋トレも習慣に。筋肉量が減ると、体内でストレス物質が増加します。効率よく筋肉を増やしたいときには、**グッと筋肉に力を入れるレジス**

タンス運動が向いています。特別な器具を使わず、自宅で手軽にできるメニューで筋肉を育てましょう。筋肉は何歳からでも鍛えられます。最初は1回もできなかったメニューも、続ければ必ず時間も回数も増やせるようになります。「昨日より1回多くできた！」など、自分の成長をほめながら取り組みましょう。

老後期は「しっかり動く」

老後期に入ると、筋肉の減少が顕著になってきます。ちょっとした段差でもつまずいたり、少し歩いただけで足腰の痛みを感じたりする人も。ただ、こうした不調を言い訳に運動を控えてしまうと、筋肉は衰える一方です。筋肉が減ると、腰痛や関節痛なども悪化しやすいだけでなく、脳にまでフレイルが及んで神経ホルモンが作られなくなってしまいます。

筋肉を増やして転ばない体（下半身）を作ることが命題です。毎日3000歩は歩くと決め、しっかり散歩に取り組みましょう。家を出るときは「面倒だな」

と思っていたとしても、歩き出せば脳内にドーパミンが分泌され、意欲が湧いてきます。**転ばないようにしっかり足を上げて歩きましょう。**

発症後は「もくもく&ワクワク動く」

アルツハイマー病を発症したら、**意欲を向上させ情緒を安定させて、EQを上げるための運動**を取り入れましょう。散歩は何より有効な脳トレです。黙々と無心で歩けば大脳辺縁系が癒されます。散歩中の出会いでワクワクすれば前頭葉が元気になります。

「散歩に出て、道に迷ってしまったら困る」

そんな心配が出てきたら、**自宅でできる体操を習慣にしてみましょう。**ラジオ体操でもいいし、好きな音楽に合わせて自由に体を揺らしたり、ひねったりするだけでもかまいません。できないことばかりに目を向けるのではなく、できることに集中し、その瞬間を楽しむことが大切です。

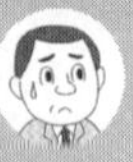

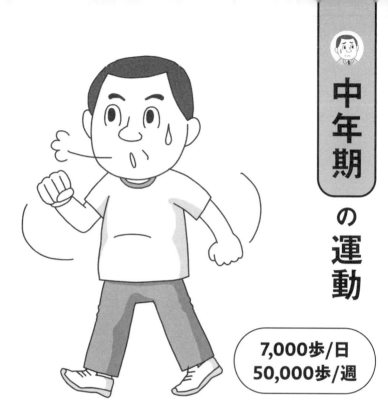

中年期の運動

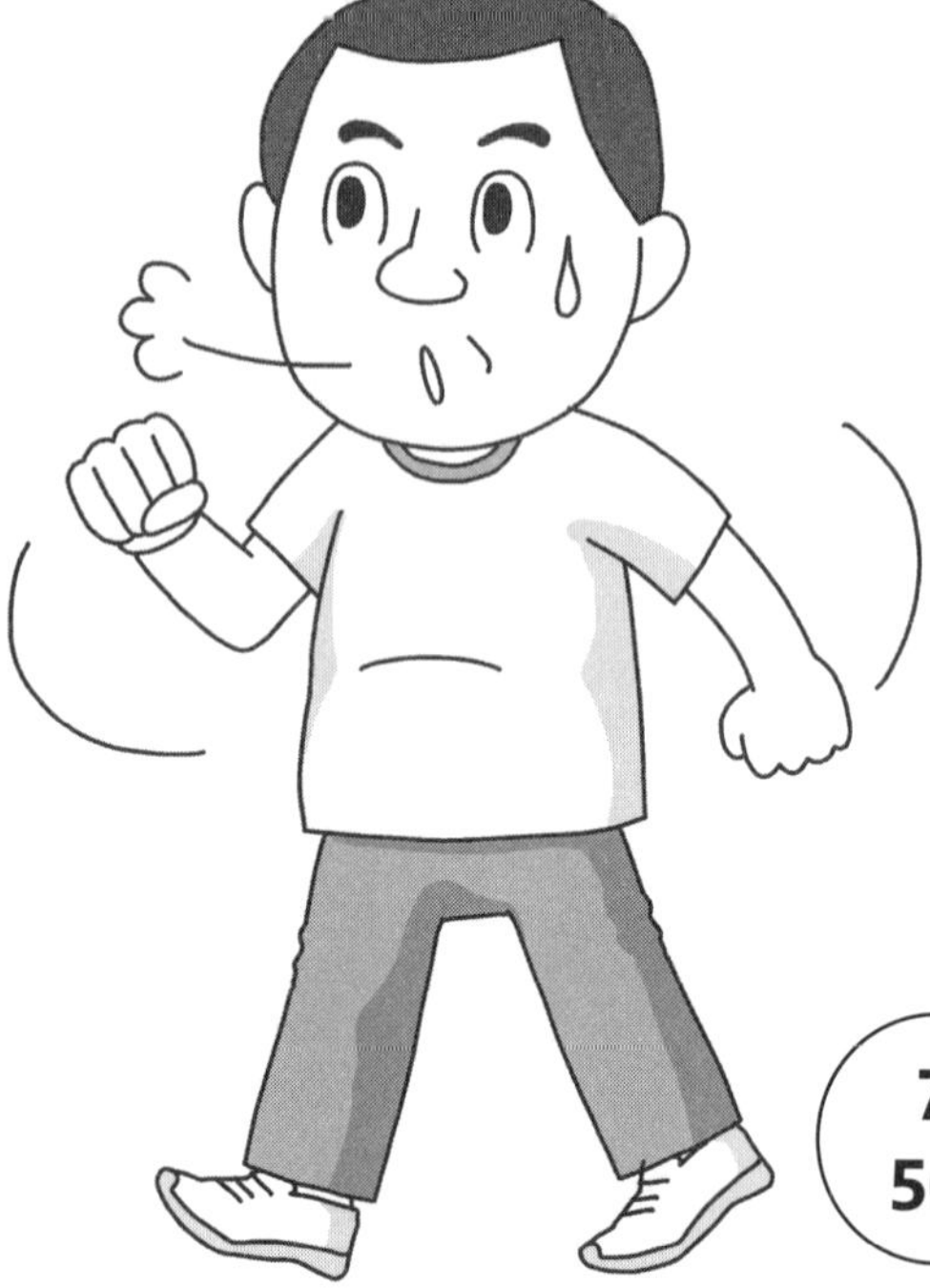

7,000歩/日
50,000歩/週

たくさん歩いて脂肪を燃やす！

ウォーキングのコツ

帰り道、ひと駅歩いて7000歩

ひと駅手前で降りて歩く、夕食の買い物を少し遠いスーパーまで行ってみるなどで、１日の歩数を7000歩以上に。また、ストレッチで筋肉をほぐしておくのも有効。特にお尻、背中、太もも裏、脇腹など、体幹の大きな筋肉をほぐして、脂肪を効率よく燃やせる体に。

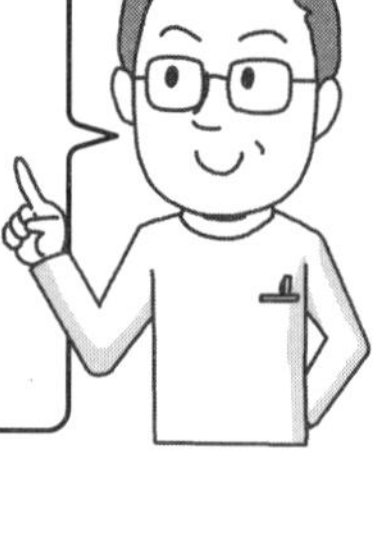

1回5分!

60代のゆるコアストレッチ

体幹を支える大きな筋肉を気持ちよくストレッチ！　内臓脂肪を燃やすのにも効果的です。通して行っても、好きなものをピックアップして行ってもOK。ゆるっと毎日続けましょう！

1 両手を上げて背伸び&深呼吸

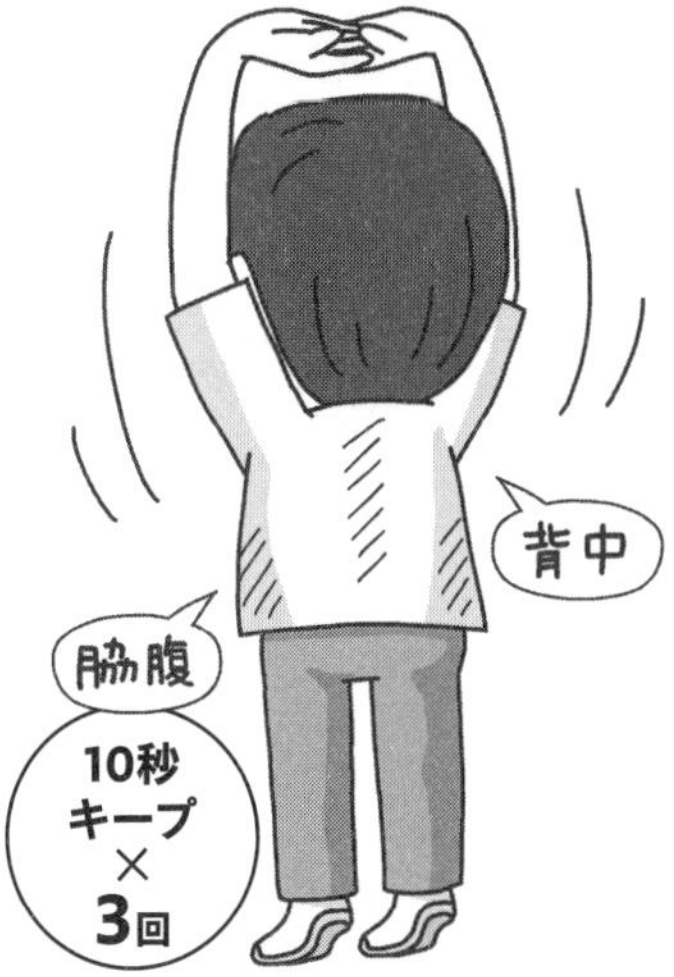

足を肩幅に開いて立ち、胸の前で指を組んで手のひらを外側に向け、腕を前に伸ばします。そのままゆっくり腕を頭の上まで上げ、息を吐きながら体を引き上げるように伸ばして10秒キープ！　姿勢保持に大切な背中の筋肉を刺激します。

2 ひじを直角にしてお手上げポーズ

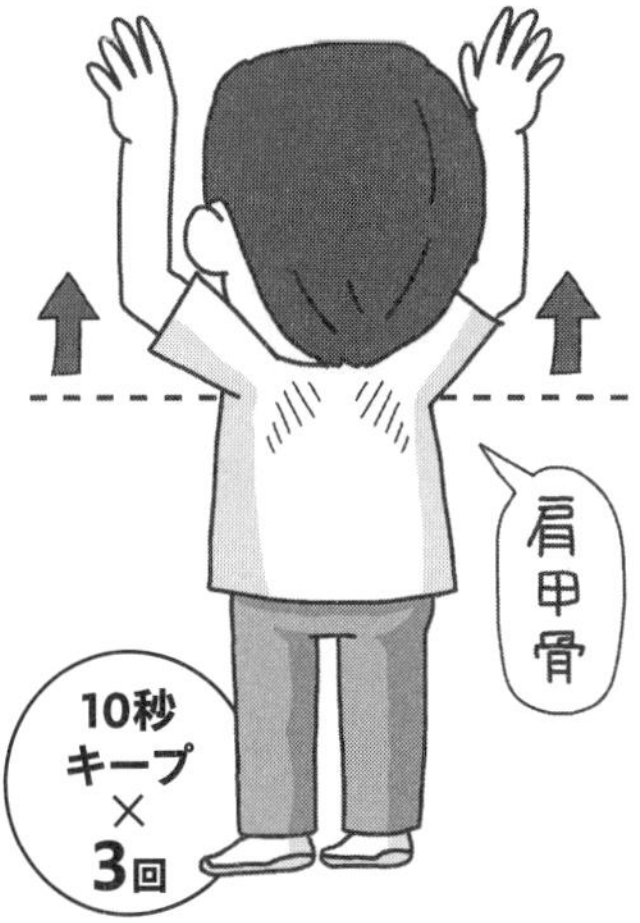

背伸びの状態から、息をゆっくり吐きながらひじをゆっくり下ろします。ひじが直角になったところで10秒キープ。肩甲骨あたりの筋肉が心地よく緊張するのを感じましょう。ひじが肩より前に出ないように注意して。

3
ひざを抱えて お尻を伸ばす

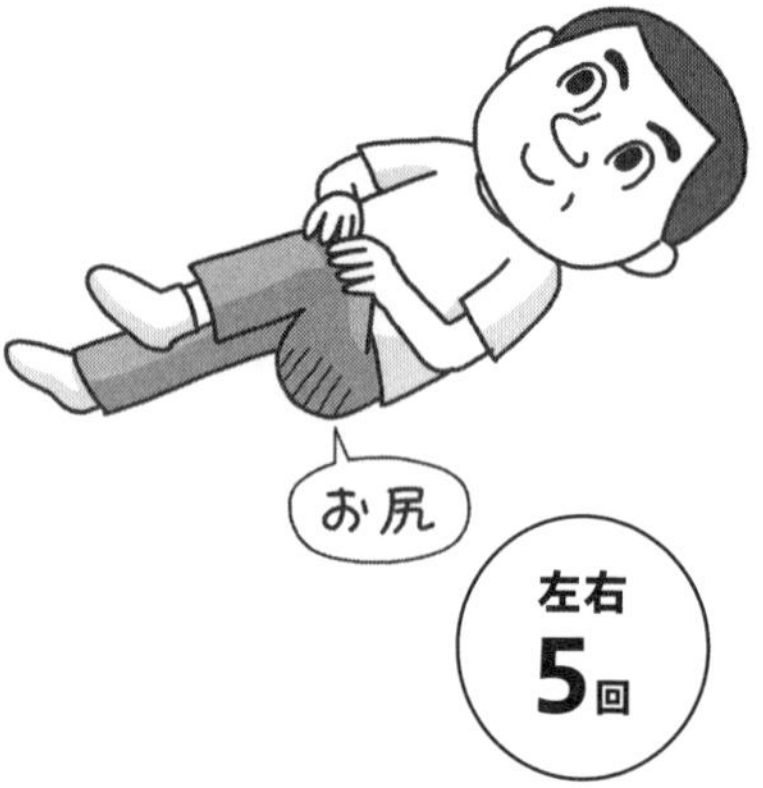

あおむけに寝転がり、左ひざを両手で抱えます。息を吐きながら８秒かけてぐーっと胸のほうに引き寄せ、吸う息でゆるめます。これを５回繰り返し、お尻の筋肉をじんわりほぐしましょう。右側も同様に５回行います。

4
ひざを立てて 左右に倒す

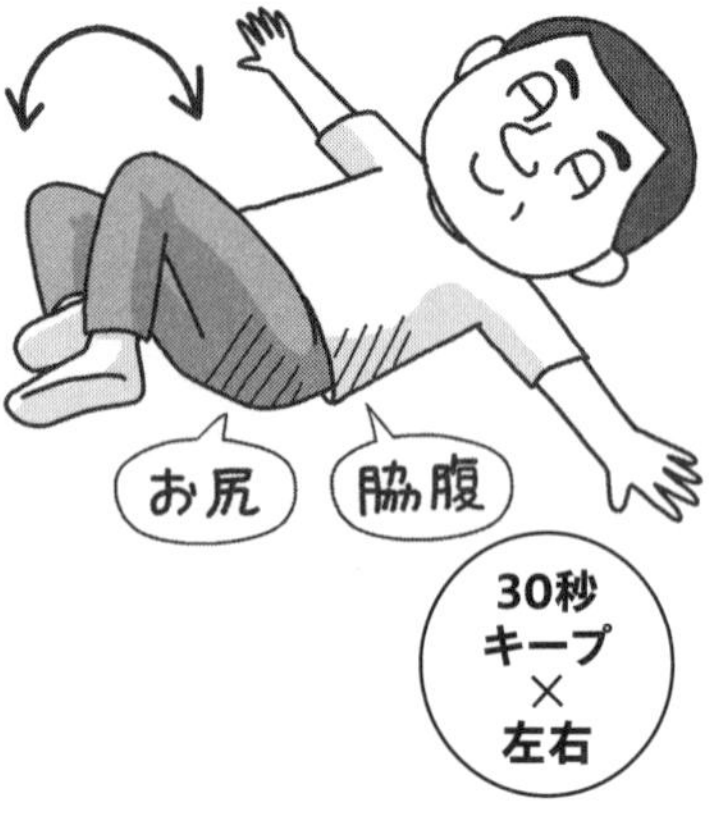

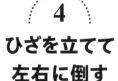

両ひざをそろえて90度に曲げ、腕は真横にまっすぐ伸ばします。ひざをそろえたまま、足を右側に倒して30秒キープ。両肩、頭が床から離れないようにし、左の脇腹とお尻の筋肉が伸びていることを感じましょう。反対側も同様に。

5
ひざを倒して上体をひねる

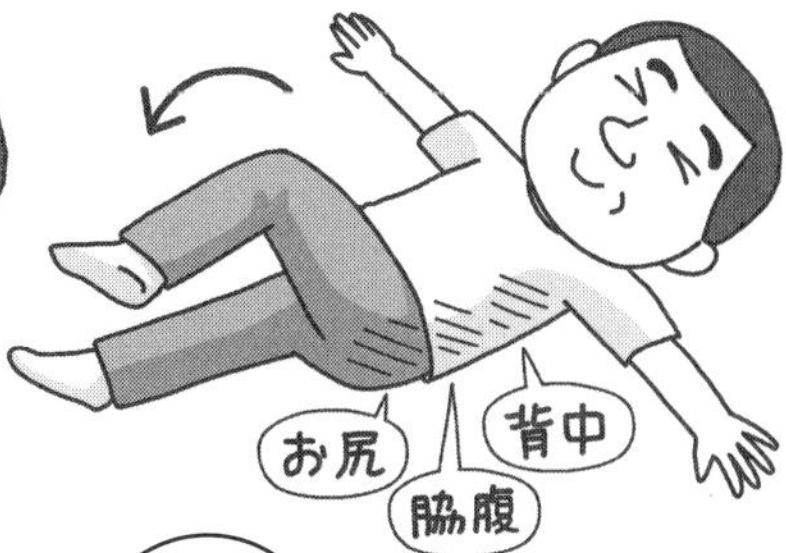

30秒キープ×左右

左足をおなかに引き寄せ、そのまま右側の床につけるように腰をひねります。腕は真横にまっすぐ伸ばし、なるべく左の肩が床から離れないように。顔は左を向け、30秒キープ！ 脇腹、背中、お尻の筋肉を意識しましょう。反対側も同様に。

6
足を伸ばして10秒キープ！

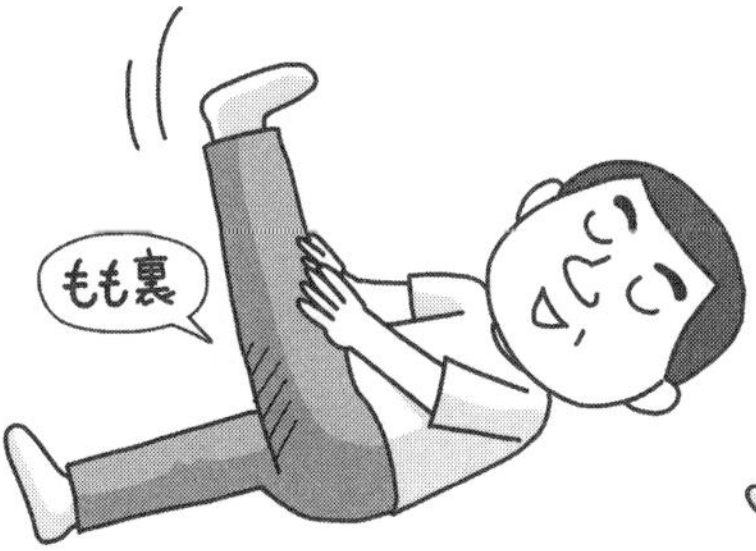

10秒キープ×左右

息をゆっくり吐きながら左足を天井に向けて持ち上げ、そのまま10秒キープします。ひざはできるだけ伸ばし、ももの裏が心地よくストレッチされるのを感じましょう。足の裏を天井に向けるとストレッチ効果がアップ！　反対側も同様に。

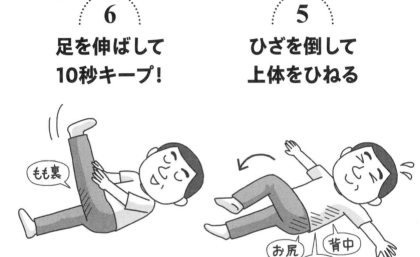

老年期の運動

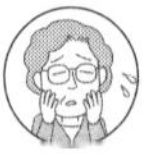

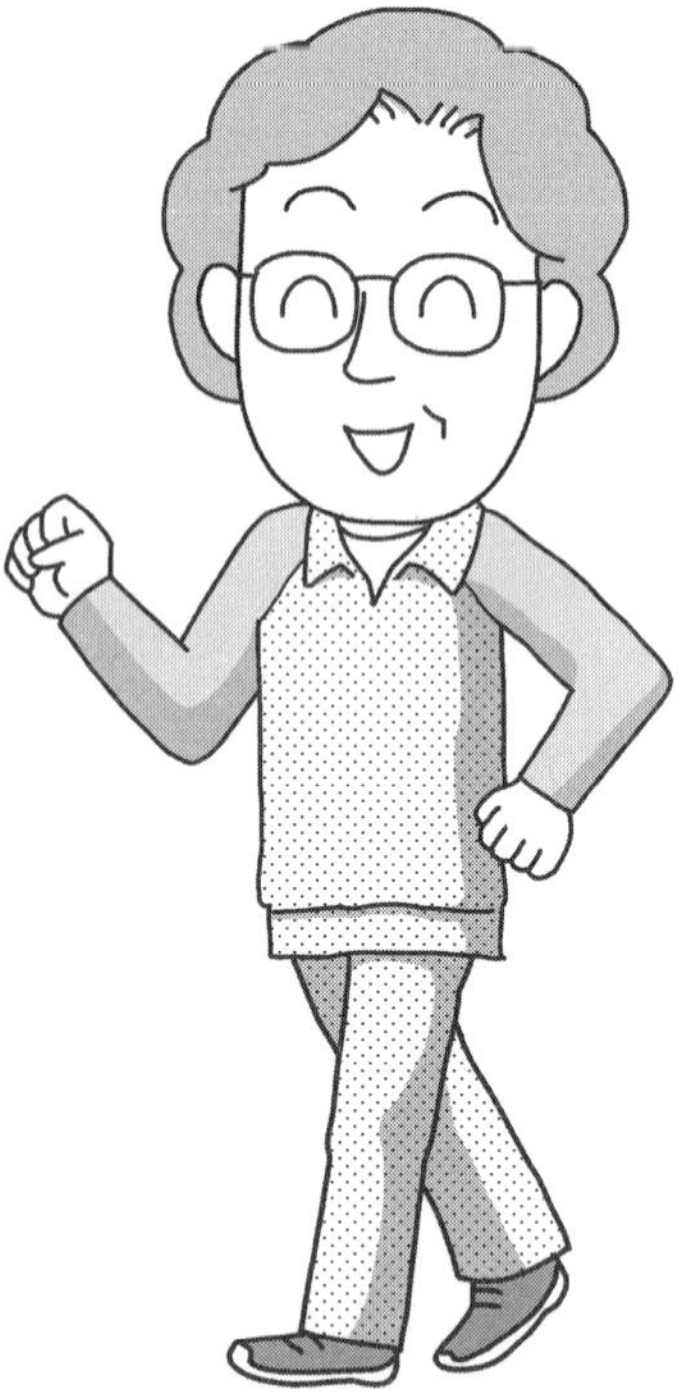

5,000歩/日
35,000歩/週

ゴキゲン散歩&簡単筋トレ

ウォーキングのコツ

ジムや室内より外歩きを楽しむ

景色や会話を楽しみながら散歩をすると、脳内にセロトニンが分泌され、情緒が安定します。5000歩以上の散歩を日課にしましょう。お気に入りのカフェ、スーパー、公園などがあると、散歩も楽しくなります。季節の移ろいを感じながら、じんわり体が温まるくらいの速さで歩きましょう。また、ストレッチに加え、筋トレで筋肉量を増やすこともストレス軽減につながります。

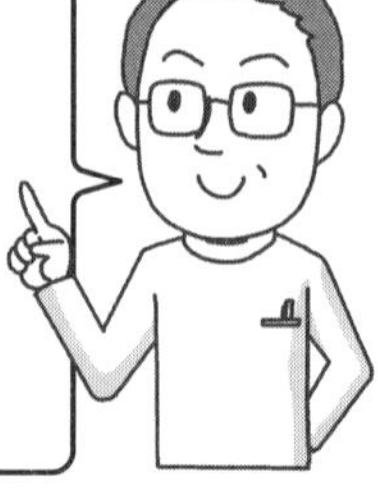

毎日続けて筋力アップ！

70代のレジスタンストレーニング

胸や背中、お尻などの大きな筋肉を刺激するレジスタンス運動で、効率よく筋肉量をアップ。筋肉が増えると、ストレス軽減にもつながります。1日1メニューでOK！　呼吸を止めず、じわーっとゆっくり動くのがポイントです。

1 おへそのぞき腹筋

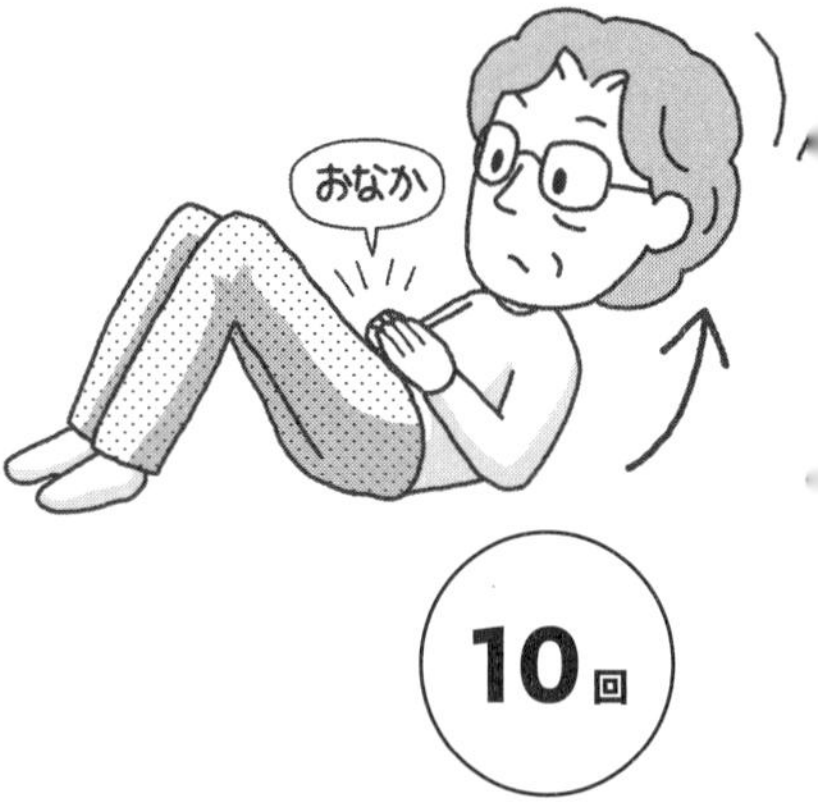

あおむけに寝転び、ひざを立てます。おなかに手を当て、息を吐きながらおへそを見るように上体を起こします。腹筋に力が入るのを感じましょう。3秒かけて起こし、3秒かけて戻るテンポで10回行います。

2 うつぶせ背中そらし

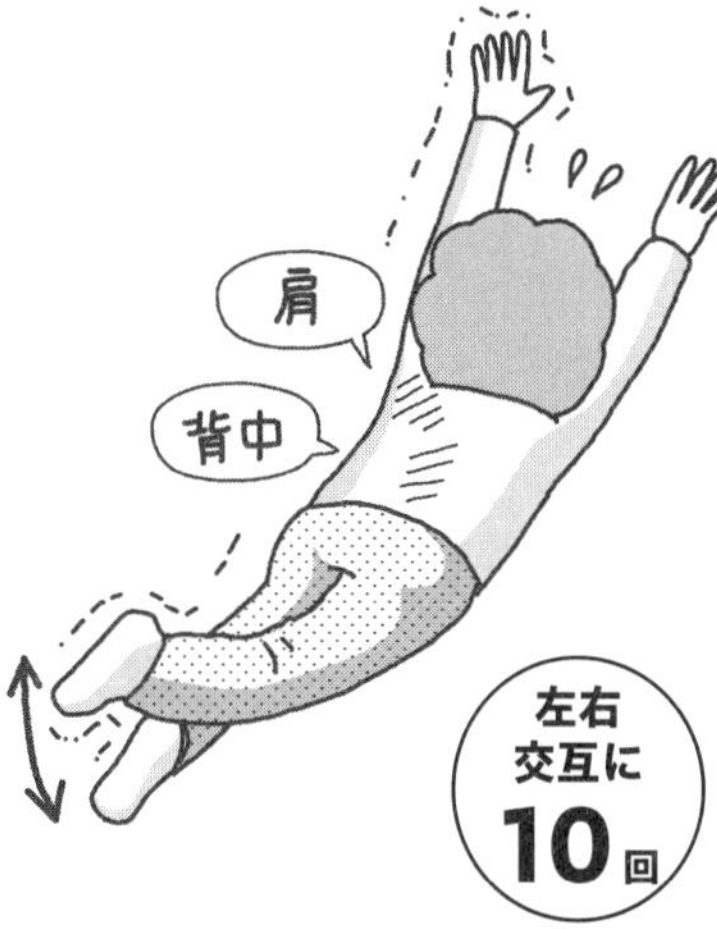

うつぶせになって、息を吐きながら左手と右足をそれぞれ斜め上に引き上げ、3秒キープ。息を吸いながらゆっくり下ろします。これを左右交互に10回繰り返します。広背筋や僧帽筋を刺激する運動です。

3
バックキック

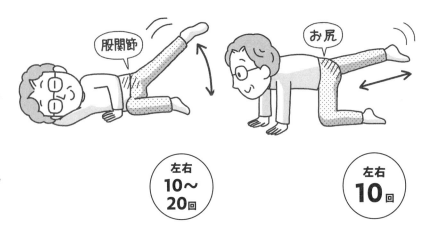

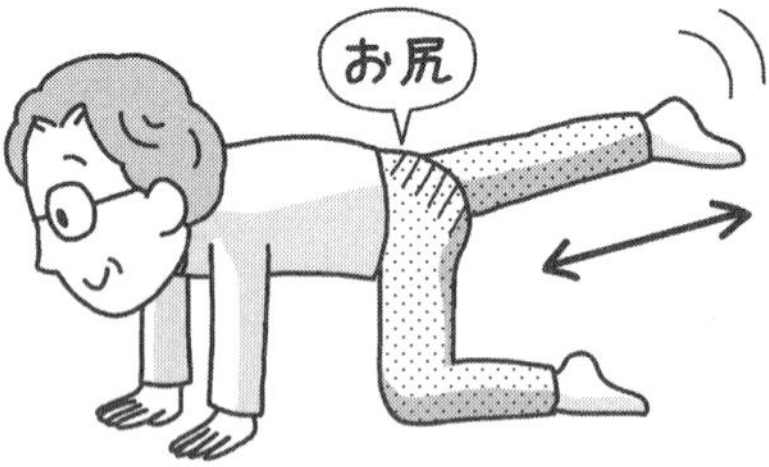

左右
10回

四つんばいになり、息を吸いながら片足を大きく後ろに伸ばし、吐きながらゆっくり戻します。足の高さは床と平行か斜め上に。左右10回ずつ行います。おしりに効くメニューです。

4
横向き足上げ

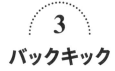

左右
10～
20回

体の右側を下にして横向きに寝て、右ひざを軽く曲げます。左手は胸の前において体を支えましょう。息を吐きながら左足を引き上げ、吸いながらゆっくり戻すのを10～20回。反対側も同様に。

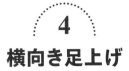

5 スクワット

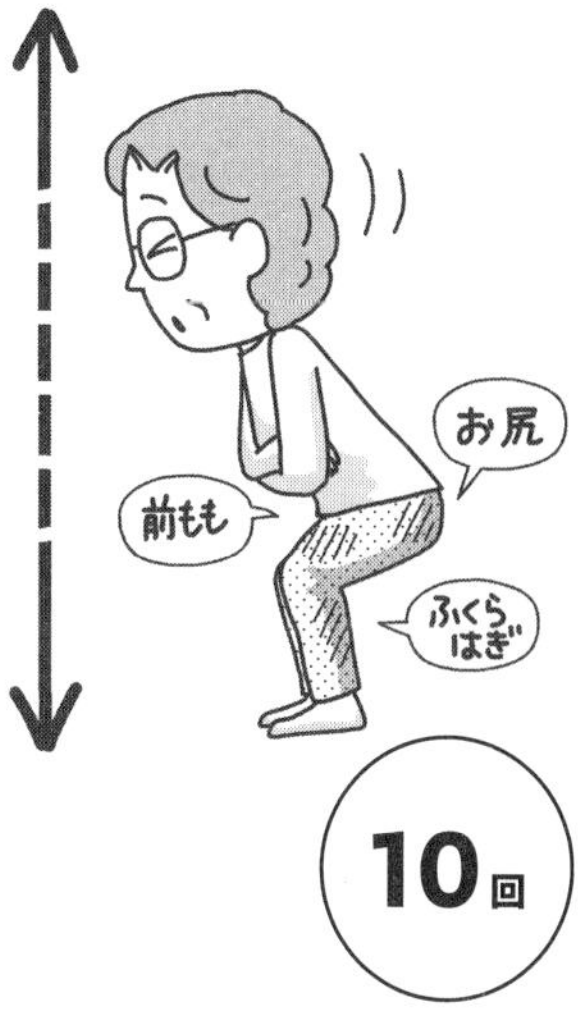

足を肩幅に開き、つま先を少し外側に向けます。手をそけい部に当て、息を吸いながらゆっくり腰を下げ、太ももと床を平行に。ひざがつま先より前に出ないように意識！　息を吐きながら戻します。

6 かべ腕立てふせ

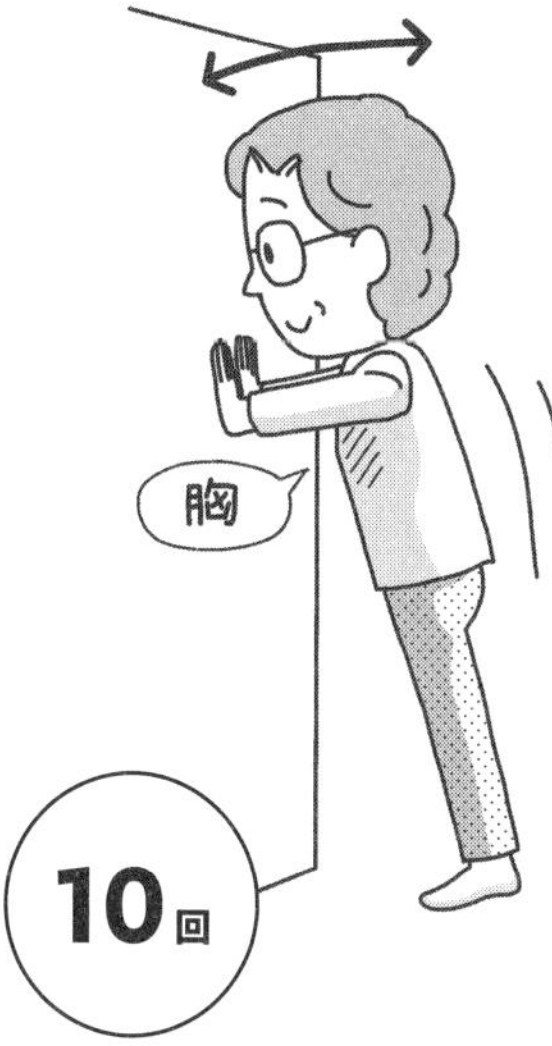

伸ばした腕がかべに触れないくらいにかべから離れ、足を肩幅に開いて立ちます。かべに手のひらをつき、息を吸いながらひじを曲げ、吐きながら伸ばすのを10回。壁からの距離が長くなるほど負荷がアップ！

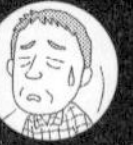

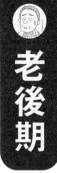

老後期の運動

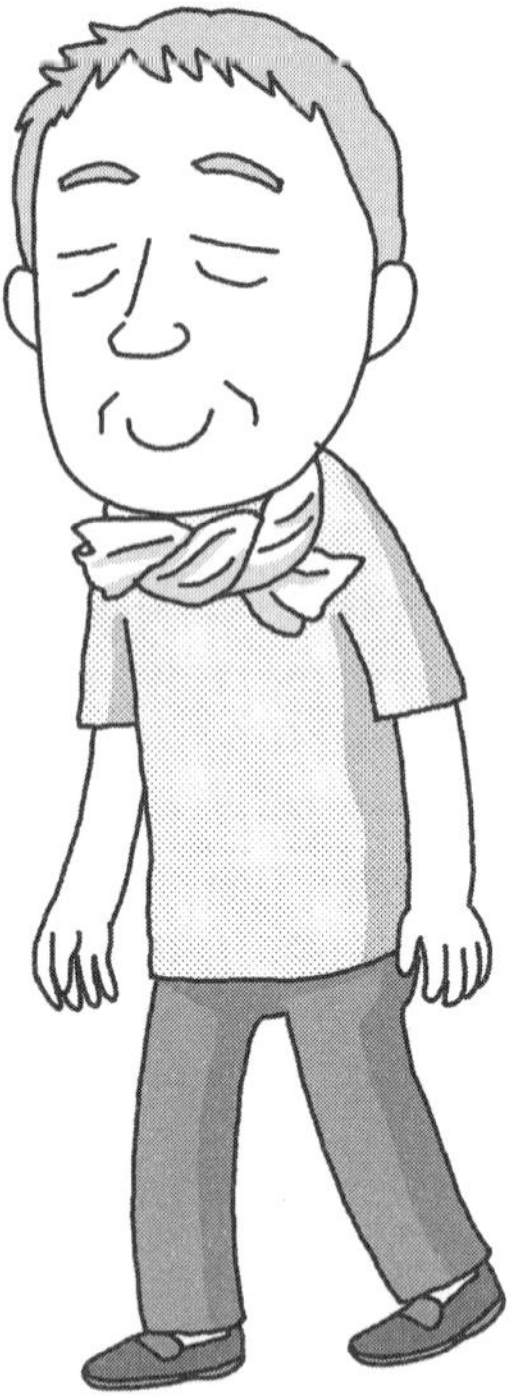

3,000歩/日
20,000歩/週

転倒に気をつけ一歩一歩を大切に

ウォーキングのコツ

だるさ、ふらつきを言い訳にしない

転倒による頭部打撲は認知症のリスクを高めるので、一歩一歩踏みしめて歩きましょう。だるさ、ふらつきを言いわけに引きこもらず、毎日ワクワク3000歩を目標に。フレイルで不足する筋肉を増やすべく、おうちで手軽にできる筋トレもプラスして。

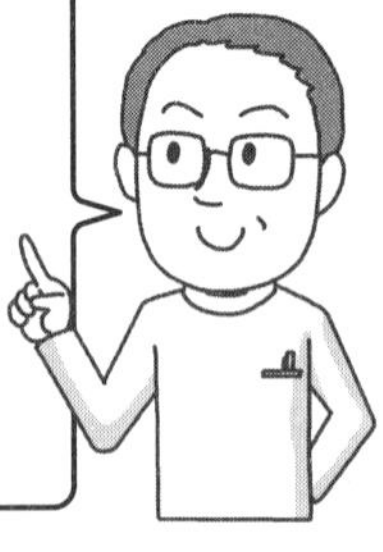

いすを使って安全に！ 80代のレジスタンストレーニング

転倒による頭部打撲は、認知症のリスクをあげる要因です。転ばぬ先の筋トレで、足腰を鍛えましょう。いすを使った手軽なトレーニングで、下半身の筋肉を効率よく増やします。

1 つま先バックタッチ

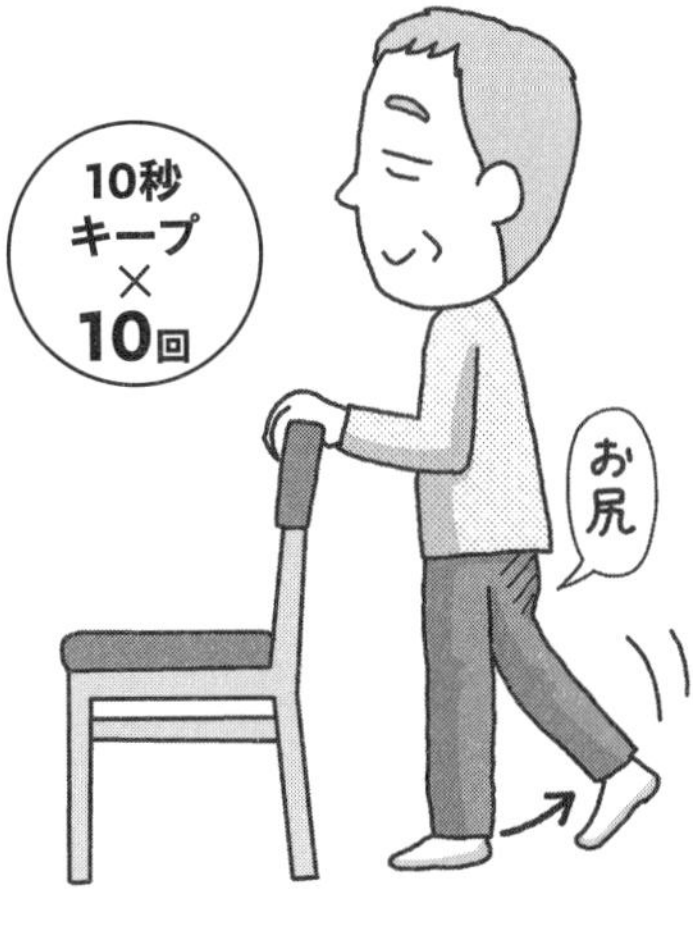

いすの背もたれやテーブルに手をついて立ち、右足を真後ろに引いてつま先で床をタッチ。10秒キープして、元に戻すのを10回繰り返します。左足も同様に。お尻の筋肉がかたくなるのを感じて。

2 横向き足上げ

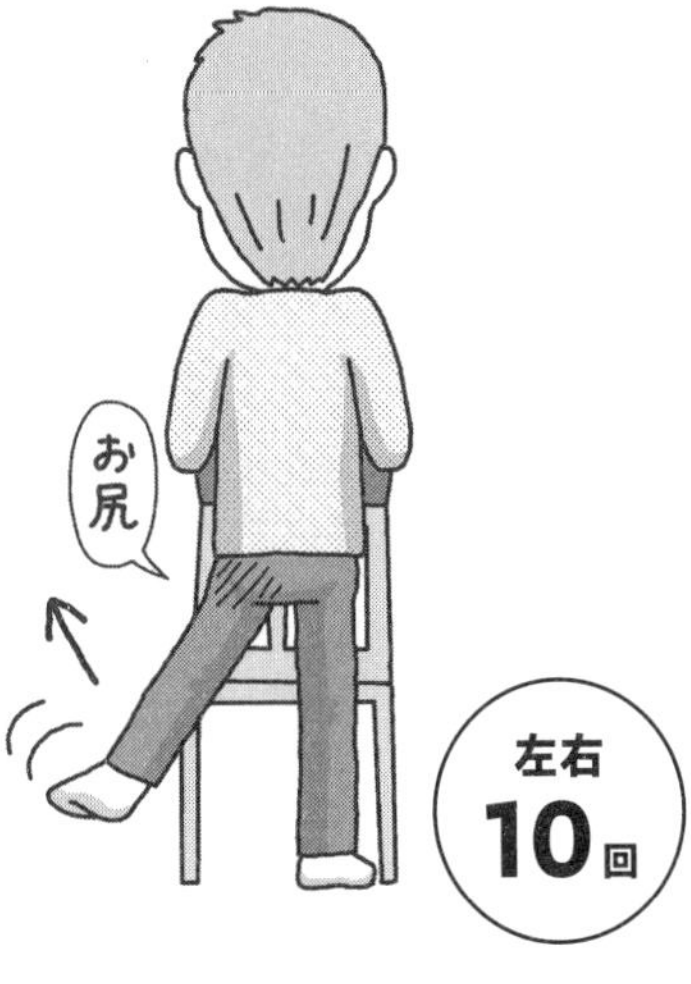

いすの背もたれやテーブルを支えにして立ち、左足を真横に上げて３秒キープし、元のポジションに戻すのを左右10回ずつ。お尻の横のほうにある大きな筋肉、中臀筋を鍛えるメニューです。

3 ひざ伸ばし

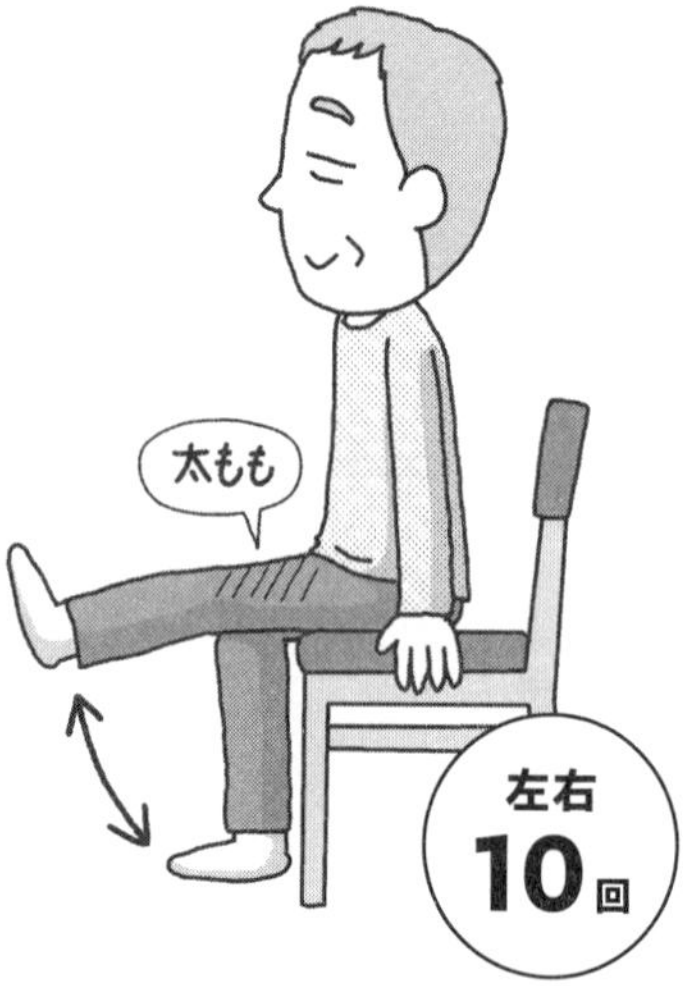

いすに浅く腰かけ、両手で座面を軽く持ちます。息を吐きながら左足を床と平行に伸ばして3秒キープ、息を吐きながら戻します。左右10回ずつ。太ももの前側の大きな筋肉が刺激されます。

4 チェアスクワット

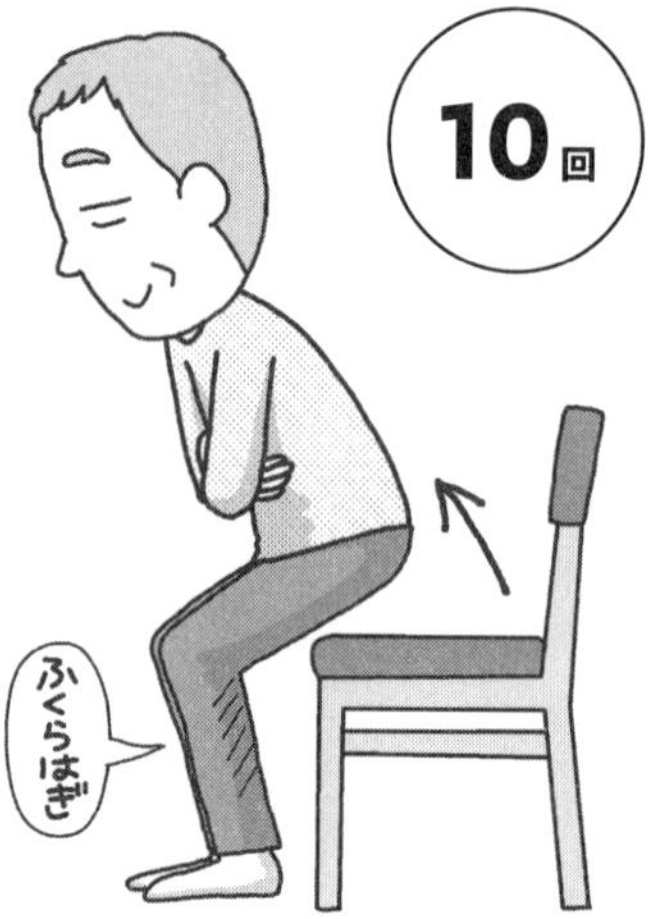

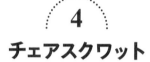

いすに腰かけ、足は肩幅に開きます。両手を胸の前で交差して上体を少し前に倒し、息を吐きながら3秒かけて立ち、息を吸いながら3秒かけて元の姿勢に。太もも、ふくらはぎの筋力アップに。

5
つま先&かかと上げ下げ

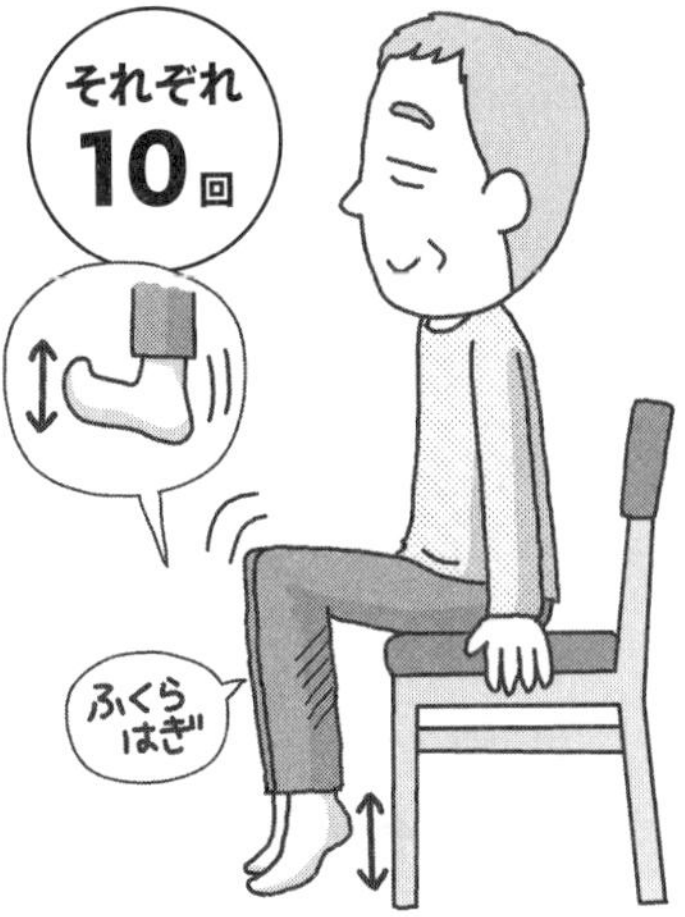

いすに腰掛け、足を肩幅に開きます。両足のかかとを床につけ、つま先を10回上げ下げします。続いて、今度はつま先を床につけ、かかとを10回上下。ふくらはぎの前側、後ろ側の筋肉を意識して。

6
足踏み

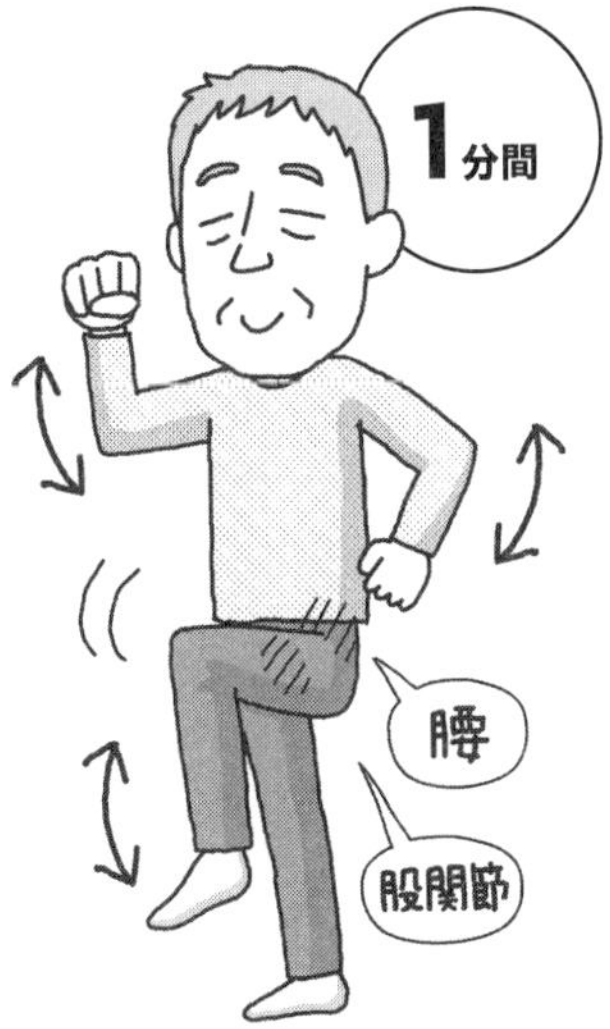

足を高くあげ、腕を振りながらリズミカルに足踏み。太ももが床と平行、ひざが90度になるのが理想です。１分を目標に、ゆったりした呼吸を意識しながら行いましょう。

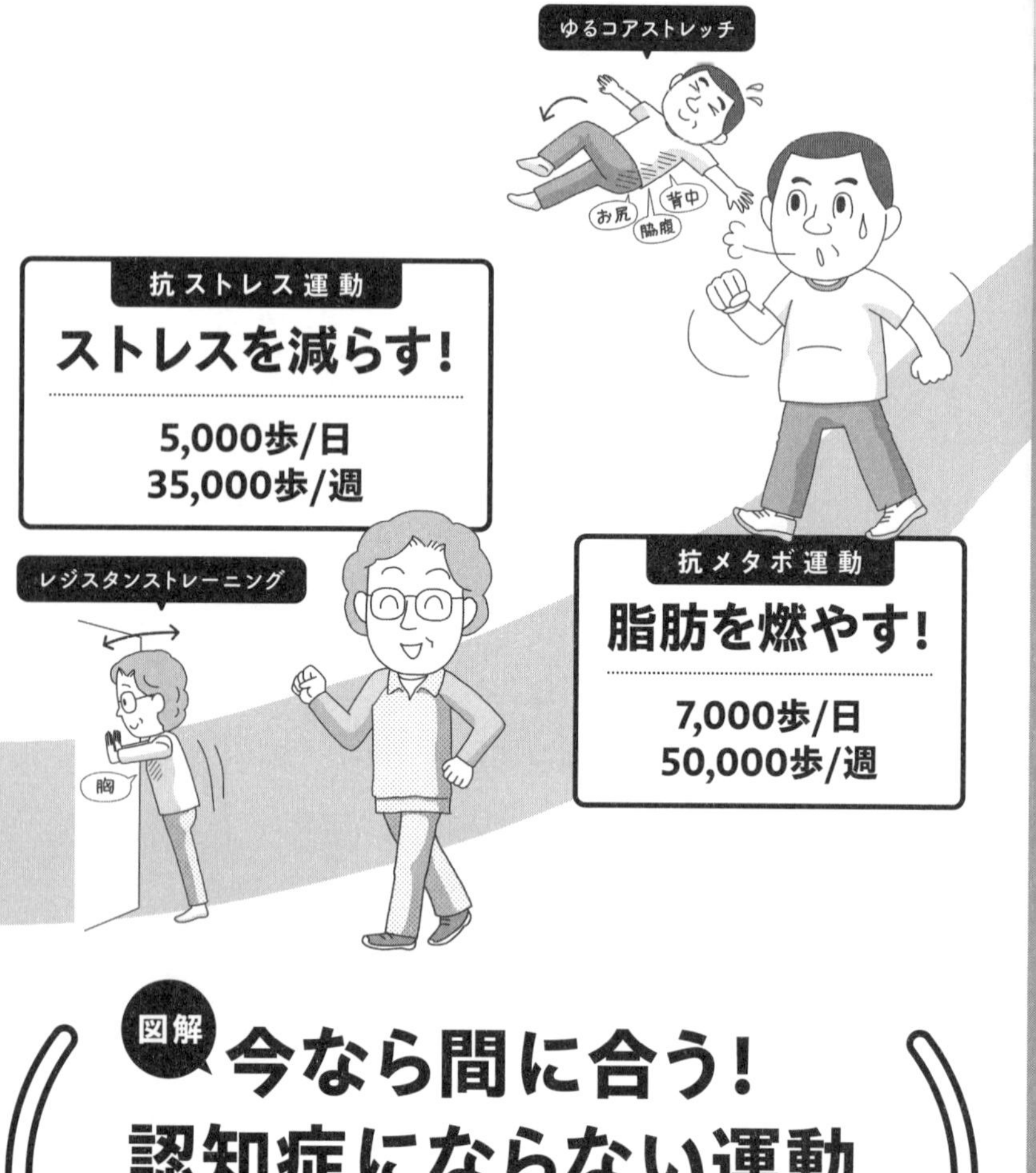
ゆるコアストレッチ
お尻
脇腹
背中
抗ストレス運動
ストレスを減らす！
5,000歩/日
35,000歩/週
抗メタボ運動
脂肪を燃やす！
7,000歩/日
50,000歩/週
レジスタンストレーニング
胸

図解

今なら間に合う！ 認知症にならない運動

散歩は最も手軽で効果の高い有酸素運動。体脂肪を燃やし、自律神経を整え、脳を活性化してくれます。ゆったりした呼吸で行うストレッチや筋トレもおすすめ。

老年期 → **65歳** ← **中年期** → **45歳**

楽しく鍛える　　日常に運動を

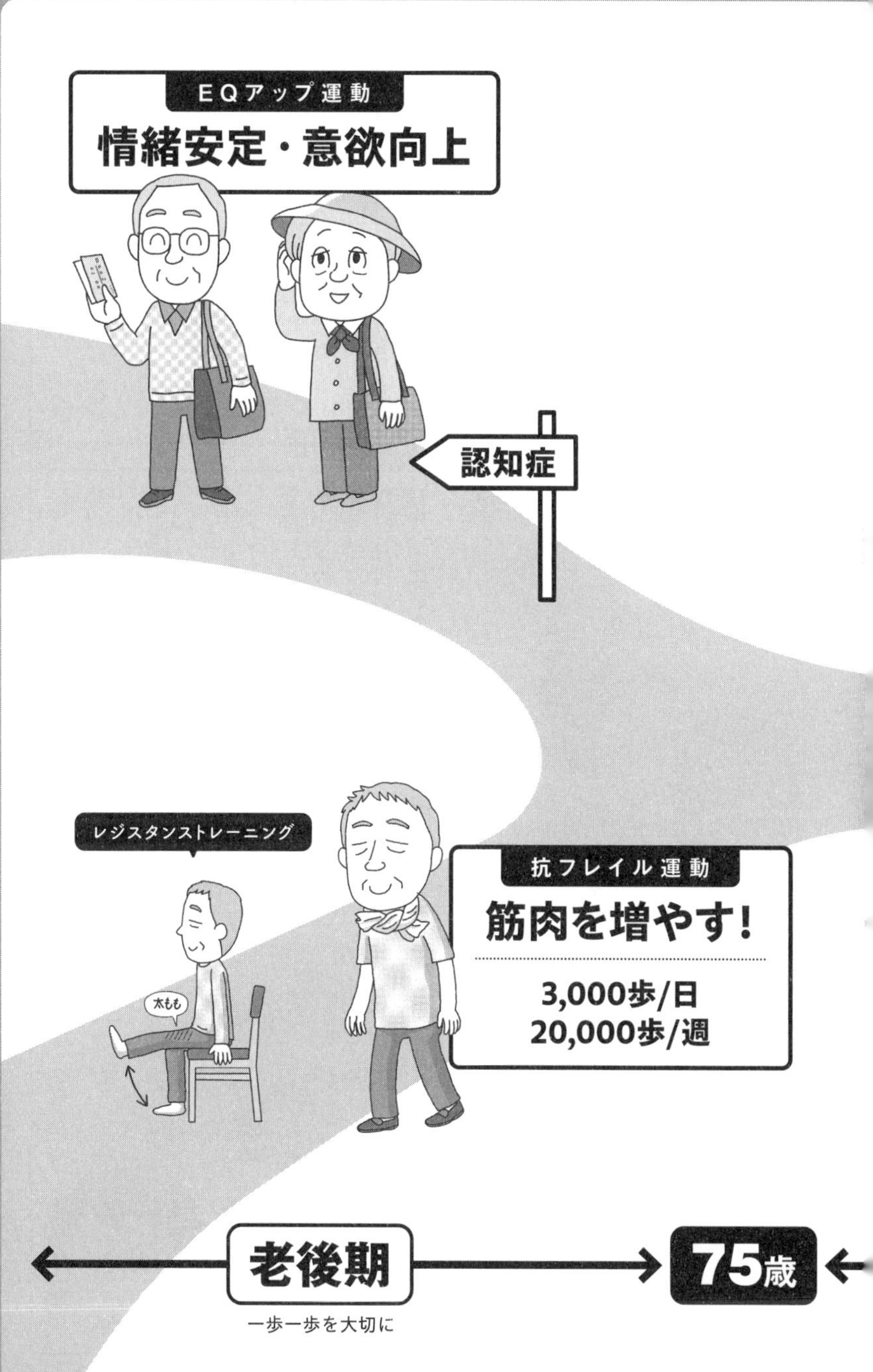
EQアップ運動
情緒安定・意欲向上
認知症
レジスタンストレーニング
太もも
抗フレイル運動
筋肉を増やす！
3,000歩/日
20,000歩/週
老後期
75歳
一歩一歩を大切に

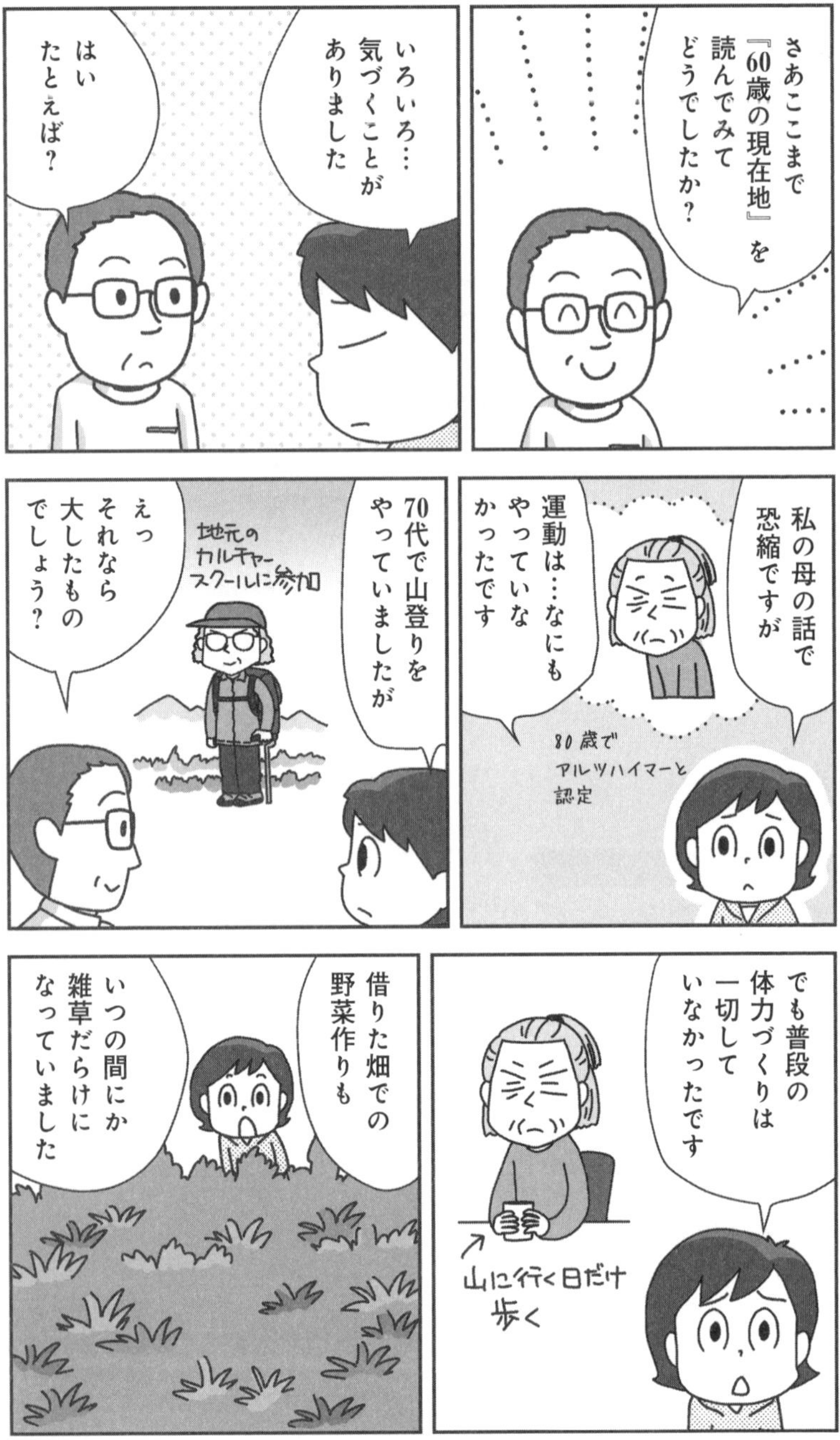
さあここまで『60歳の現在地』を読んでみてどうでしたか？
いろいろ…気づくことがありました
はい たとえば？
私の母の話で恐縮ですが
運動は…なにもやっていなかったです
80歳でアルツハイマーと認定
70代で山登りをやっていましたが
地元のカルチャースクールに参加
えっ それなら大したものでしょう？
でも普段の体力づくりは一切していなかったです
山に行く日だけ歩く
借りた畑での野菜作りも
いつの間にか雑草だらけになっていました

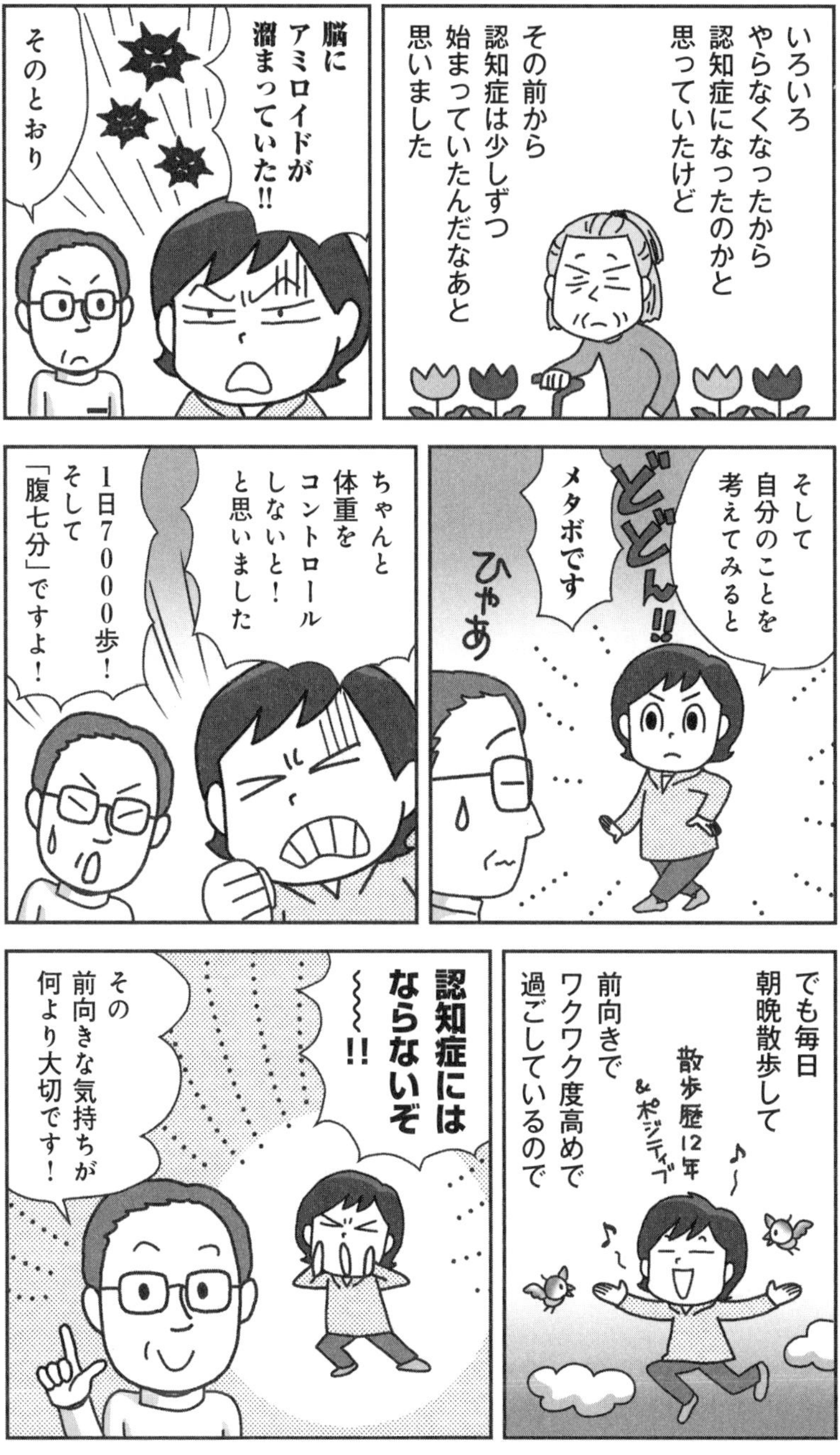
いろいろやらなくなったから認知症になったのかと思っていたけど
その前から認知症は少しずつ始まっていたんだなあと思いました
脳にアミロイドが溜まっていた!!
そのとおり
そして自分のことを考えてみると
どどん!!
メタボです
ひゃあ
ちゃんと体重をコントロールしないと！と思いました
1日7000歩！そして「腹七分」ですよ！
でも毎日朝晩散歩して
散歩歴12年&ポジティブ
前向きでワクワク度高めで過ごしているので
認知症にはならないぞ〜〜〜!!
その前向きな気持ちが何より大切です！

おわりに

現代人の病気の起源は、メタボだと思います。

内臓脂肪がおなか周辺に溜まると動脈硬化が起こりやすくなり、心筋梗塞や脳卒中のような血管障害が引き起こされます。戦後、ライフスタイルが欧米化した我が国において、メタボは国民病といっても差し支えないでしょう。現在、メタボと診断された人は960万人、予備軍はさらに980万人といわれています。

本書で述べてきたように、アルツハイマー病の予防の第一歩はメタボの管理です。中年期から老年期にメタボ検診を受け、適切な対策を練ることは、老後の認知症対策のためにも有用でしょう。そして、メタボ管理で寿命が伸びるという側面に着目すれば、中年期からは将来の認知症にも目を向けるスタンスが求められるだろう、と思うのです。

メタボの後は、ストレス、そしてフレイルです。

メタボ管理をしたからには、次に襲ってくるストレス、フレイルにも目を光らせなければなりません。メタボ対策をしているのに、老年期のストレスには無策、というのではもったいないです。

また、メタボでは栄養過多に注意しますが、老後には栄養失調に気をつけるという正反対のシフトチェンジが待っています。そのタイミングを見逃してはいけません。そして、抗メタボから抗ストレス、抗フレイルと進むにつれて、認知症への意識も強く持つべきです。

2020年からのコロナ禍によって、認知症の増加にますます拍車がかかることが予想されます。

外出が制限されたことでメタボが増加し、家にひきこもらざるを得なくなった人のなかには「コロナうつ」のような症状も見られます。そして、運動不足になったり、人との関わりが少なくなった高齢者がフレイルに陥れば、アルツハイマー病はここぞとばかりに顔を出し、一気に脳内で陣地を広げていきます。

ぎくっとした人は、今すぐメタボ、ストレス、フレイルから抜け出す生活へと舵をきり、ダメージを回復しましょう。「渡辺式認知症ケアシステム」を実践すれば、ほかの生活習慣病の予防にもつながります。

本書が超高齢化社会を幸せに生き抜くための「転ばぬ先の杖」となることを願って。元気な100歳をめざしましょう！

2023年3月　渡辺正樹

渡辺正樹
（わたなべ・まさき）

愛知県名古屋市・渡辺クリニック院長。神経内科認定医、医学博士。名古屋大学医学部卒業後、名古屋第一赤十字病院の副部長等を経て、エスエル医療グループに参加し、認知症・動脈硬化・自律神経失調症・脳卒中などの神経に関する疾病を専門とする現在のクリニックを開業した。医療機器メーカーの担当者が「日本一自律神経を検査している医師」と語るほど自律神経に関わる多くの疾患および臨床を担当し、患者を回復に導いている。

著・監修 …… 渡辺正樹（渡辺クリニック）
漫画・イラスト …… あべかよこ
取材・構成 …… 浦上藍子
装丁・本文デザイン …… 鈴木大輔、江崎輝海（ソウルデザイン）
DTP制作 …… 木村舞子（Natty Works）
校正・校閲 …… 東京出版サービスセンター
編集担当 …… 阿部泰樹（イマジカインフォス）

20年後《ねんご》の認知症《にんちしょう》はもう始《はじ》まっている！

60歳《さい》の現在地《げんざいち》

2023年5月20日　第1刷発行

著　者　渡辺正樹《わたなべまさき》
発行者　廣島順二
発行所　イマジカインフォス
〒101-0052　東京都千代田区神田小川町3-3
電話03-3294-3136（編集）
発売元　株式会社主婦の友社
〒141-0021　東京都品川区上大崎3-1-1　目黒セントラルスクエア
電話03-5280-7551（販売）
印刷所　大日本印刷株式会社

ISBN978-4-07-454758-6